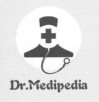

医万个为什么——全民大健康医学科普丛书

你我携手护童年

——儿童血液病科普问答

胡三元 总主编
张爱军 主 编

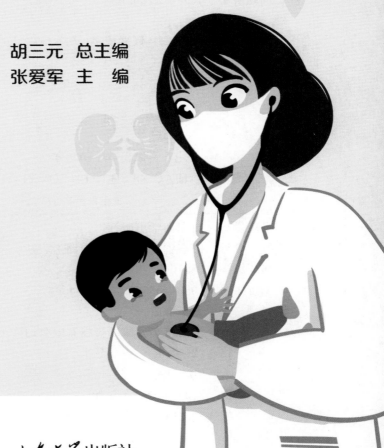

山东大学出版社
SHANDONG UNIVERSITY PRESS
·济南·

图书在版编目(CIP)数据

你我携手护童年:儿童血液病科普问答/张爱军主编.—济南:山东大学出版社,2024.6
(医万个为什么:全民大健康医学科普丛书/胡三元主编)
ISBN 978-7-5607-8026-9

Ⅰ.①你… Ⅱ.①张… Ⅲ.①小儿疾病-血液病-诊疗-问题解答 Ⅳ.①R725.5-44

中国国家版本馆 CIP 数据核字(2024)第 089641 号

策划编辑　徐　翔
责任编辑　毕玉璇
封面设计　王秋忆
录　音　孙　钰

你我携手护童年

NIWO XIESHOU HU TONGNIAN
——儿童血液病科普问答

出版发行	山东大学出版社
社　　址	山东省济南市山大南路 20 号
邮政编码	250100
发行热线	(0531)88363008
经　　销	新华书店
印　　刷	济南乾丰云印刷科技有限公司
规　　格	720 毫米×1000 毫米　1/16
	9.75 印张　170 千字
版　　次	2024 年 6 月第 1 版
印　　次	2024 年 6 月第 1 次印刷
定　　价	62.00 元

《你我携手护童年——儿童血液病科普问答》编委会

主　编　张爱军

副主编　陶艳玲　王玲珍　杨晓梅

编　委　（按姓氏笔画排序）

王艺霖　青岛大学附属医院

王玲珍　青岛大学附属医院

王昭睿　山东大学齐鲁医院德州医院

王晓明　山东大学齐鲁医院

王翠翠　滨州医学院附属医院

付金秋　山东大学齐鲁医院

李延芳　山东大学齐鲁医院

李秀云　山东第一医科大学附属中心医院

李建厂　滨州医学院附属医院

李洪娟　山东第一医科大学第一附属医院

李娓娜　山东第一医科大学附属中心医院

李萍萍　山东第一医科大学第二附属医院

李魏玮　山东大学齐鲁医院

杨乐金　山东大学齐鲁医院

杨晓梅　山东大学附属儿童医院

张　红　山东大学齐鲁医院

张兰华　威海市立医院

张桓瑜　青岛大学附属医院

张爱军　山东大学齐鲁医院

郝希伟　青岛大学附属医院

荆　锐　潍坊市人民医院

胡田田　济宁医学院附属医院

顾　艳　山东第一医科大学第一附属医院

徐洪玲　滕州市中心人民医院

陶艳玲　济宁医学院附属医院

姬牧远　山东大学附属儿童医院

黄宗宣　济宁医学院附属医院

黄晓莉　山东大学齐鲁医院

康愫意　山东省肿瘤医院

管尚慧　山东大学齐鲁医院

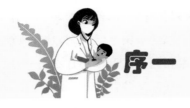

新时代医者的使命担当

——为百姓打造有温度的医学科普

党的二十大报告指出，人民健康是民族昌盛和国家富强的重要标志，要把保障人民健康放在优先发展的战略位置，完善人民健康促进政策。

"科技创新、科学普及是实现创新发展的两翼，要把科学普及放在与科技创新同等重要的位置。"习近平总书记这一重要论述，为新时代医者做好医学知识普及工作指明了前进方向、提供了根本遵循，那就是传播健康理念，力求让主动健康意识深入人心。

"科普，从病人中来，到百姓中去。"山东省研究型医院协会响应国家"全民大健康""科普创新"等一系列战略规划，借助实力雄厚的专家团队，在山东大学出版社的牵头下编纂的"医万个为什么——全民大健康医学科普丛书"问世了。丛书以向人民群众普及医学科学知识，提高全民科学素养和健康水平为根本宗旨，不仅可以在人们心中种下健康素养的种子，还能将健康管理落到实际行动上，让科普成为个人的"定心丸"，成为医生的"长效处方"，进而成为全民大健康的"防护网"。

传递医学科普，是一种社会责任。医道是"至精至微之事"，习医之人必须"博极医源，精勤不倦"，此为专业之"精"；有高尚的品德修养，以"见彼苦恼，若己有之"感同身受的心，策发"大慈恻隐之心"，进而发愿立誓"普救含灵之苦"，这是从医情怀。有情怀，才有品位；有情怀，才有坚持。国际上，很多医学大家也是科普作家。例如哈佛医学院教授、外科医生阿图·葛文德所写的《最好的告别》，传递出姑息治疗的新思路。世界著名的顶级学术期刊《自然》(*Nature*)《科学》(*Science*)创立之初,就秉持科普色彩,直至今日,很多非专业读者仍醉心其趣味性和准确性。在我国,越来越多的医学专家和同仁也开始重视科普宣教,经常撰写科普作品,参加科普访谈,助力科普公益活动,引领大家的健康生活理念,加强疾病预防。

杏林春暖,有百姓健康相托,"医万个为什么——全民大健康医学科普丛书"创作团队带着一份责任和义务,集结 100 多个医学专业委员会,由百余位医学名家牵头把关,近千名医学一线人员编写,秉持公益科普的初心和使命,以心血成此科普丛书。每一本书里看似信手拈来的从容,都是医者从医多年厚积薄发的沉淀。参与创作的医者们带着情怀和担当参与到这项科普工程中,他们躬身实践、博采众长、匠心独运,力求以精要医论增辉杏林。

创作医学科普,是一种专业素养。生命健康,是民生大事。医学科普,推崇通俗,但绝不能低俗。相比于自媒体时代各种信息、谣言漫天飞的现象,这套丛书从一开始的定位就是准确性和科学性,绝不可有似是而非的内容。在内容准确性和科学性的基础上,还力求语言通俗易懂。为此,本系列丛书借鉴"十万个为什么"科普丛书,采取问答形式,就百姓关心的健康问题答惑释疑,指导人们如何科学防治疾病。上到耄耋老者,下至认字孩童,皆能读得懂、听得进,还能用得上,力倡"每个人是自己健康第一责任人"。

推广医学科普,是一种创新传播。科普,不是孤芳自赏,一定要能够打动人心、广泛传播。这就要求有创新、有温度的内容表达方式和新颖的传播形式。内容上,本套丛书从群众普遍关心的问题出发,突出疾病预防,讲述一些常见疾病的致病因素,让读者了解和掌握疾病的预防知识,尽量做到不得病、少得病,防患于未然。一旦得了病,也能做到早发现、早确诊,不贻误病情和错失救治良机。在传播方式上,为了方便读者高效利用碎片化时间,也为了让读者有更多获取健康知识的途径,本套丛书在制作时把每部分内容都录制成音频,扫码即可听书。为保证科普的系统性,丛书以病种划分为册,比如《心血管疾病科普问答》《内分泌与代谢疾病科普问答》《小儿外科疾病科普问答》等,从而能最大限度地方便读者直截了当地获取自己关心的科普内容。最终形成的这套医学科普丛书既方便读者查阅,又有收藏价值,还具有工具书的作用。

　　坚守医学科普,还需要有执着的精神。医学科普的推广、普及并非一日之功,必将是一项长期性、系统性的工程,我们将保持团队的活力和活跃性,顺应时代发展,不断更新知识,更好地护佑百姓健康。

　　这样一群有责任、有情怀、有坚守、有创新的杰出医者为天下苍生之安康所做的这件事,看似平凡,实则伟大。笔者坚信,他们在繁忙的临床、科研、教学工作以外耗费大量心血创作的这套大型医学科普丛书,必将成为医学史上明珠般的存在。不求光耀医史长河,但求为百姓答疑解惑,给每一位读者带来实实在在的健康收益。

中国工程院院士　张运

2023 年 4 月

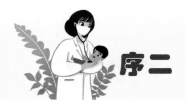

让医学回归大众

欣闻"医万个为什么——全民大健康医学科普丛书"，这套由近千名医学领域专家和临床一线中青年医务人员撰写完成的丛书即将付梓，邀我作序，幸何如之。作为丛书总策划、总主编胡三元教授的同窗挚友，能先一睹著作，了解丛书撰述缘由，详读精心编写的医学科普内容，不禁感叹齐鲁医者之"善爱之心"及医学科普见解之独到。

庞大的丛书作者背后是民生温度。从医三十多年，我始终认为大众健康素质和健康意识的提高，是健康中国建设的重要内容。作为医生，应该多写科普类文章，给老百姓普及健康和医学知识，拉近与人民群众的距离，让科普成果切切实实为百姓带去健康福祉。

执好一支笔，写好小科普

医疗是一个专门的领域，由于人体的复杂性，注定了疾病本身往往是非常复杂的。虽然自19世纪以来，医学随着科学技术的现代化而飞速发展，人类攻克了很多疾病，但仍有许多疾病严重威胁着人类健康及生活质量。

医防融合是一个老话题，但不应只定格在诊室，还要延伸到诊室外，让医学科普知识融入百姓的日常生活，成为百姓的家居"口袋书"，对防病更能起到重要作用。

普通民众的医学知识毕竟有限，在生活水平日益提高的当下，健康无疑是最热门的话题之一，可很多民众的防病及治病方式存在诸多误区，有些方法甚至还有害无益。

得益于互联网传播和智慧医疗的日益发达,许多执业医师走上了科普道路,为民众普及健康常识,提高全民的健康素养。创作医学科普对大众健康有利,而对医者而言,也能丰富自己的知识,精细化自己的思维,在医学求知路上不断前进。"医万个为什么——全民大健康医学科普丛书"作为科普知识的大集锦,依托山东省研究型医院协会雄厚的专家团队,凝聚起了近千名专家和中青年医学骨干力量,掀起"执好一支笔,写好小科普"热潮,在新世纪的今天,可谓功不可没,意义深远。

编好一套书,护佑数代人

科普不仅能够预防疾病的发生,很多已经发生的疾病也能够通过科普获得更好的预后。从这个意义上说,医生做科普的意义绝不亚于治病。从落实健康中国战略,到向世界发出大健康领域的"中国之声",在疾病防治上,我国医者贡献了不少中国智慧和中国方案。

"医万个为什么"脱胎于我们小时候耳熟能详的"十万个为什么"科普丛书,初读就觉得接地气、有人气。丛书聚焦的问题,也全部是与百姓息息相关的疾病疑难解答,全面、权威、可信、可靠。

尤让我耳目一新的是这套丛书创新性地采取了漫画插图以及音频植入的方式,相比单纯的文字阅读,用画图和语音的方式向读者介绍,会更直观。很多文字不易表达清楚的地方,看图、听音频会一目了然、一听而知,能切实助推健康科普知识较快为读者所掌握,不断提升大众对健康科普的认同感,相信丛书出版后,也会快速传播,成为百姓口口相传的"健康锦囊"。

凝聚一信念,擘画大健康

一头连着科普,一头连着百姓;一头连着健康,一头连着民生。

毫无疑问,"医万个为什么——全民大健康医学科普丛书"的编者们举山东之力,聚大医之智,以"善爱之心"成此巨著,已经走在了医学科普传播的最前沿,该丛书在当代医学科普领域堪称独树一帜之作。

我也殷切希望,医者同仁能怀赤子之心,笔耕不息,医防融合,不断践行"让医学回归大众"的使命,向广大人民群众普及医学知识。期待本丛书成为护佑百姓健康的"金字招牌",为助力健康中国建设做出应有贡献。

最后,向山东省研究型医院协会及各位同仁取得的成绩表示钦佩,并致以热烈的祝贺。

中国工程院院士 宁光

2023 年 5 月

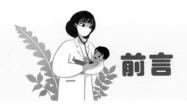

前言

在我们的日常生活中，各种知识在不断更新，尤其是医学领域，每天都有新的研究、新的发现。对于普通人来说，医学的专业术语和复杂的知识体系可能时常让人望而却步。但是，健康是每个人最宝贵的财富，了解基本的医学知识对于我们每个人来说都至关重要。

"儿童血液病"是一个听起来令人恐惧的医学名词。然而，随着医疗技术的不断进步，越来越多的血液病患儿逐渐康复，获得新生。为了让更多的家长、医护人员以及社会各界人士更好地了解儿童血液病，我们决定编写这本书。

本书采用问答模式，将儿童血液病相关知识以简单明了、易于理解的方式呈现出来。我们希望通过这种方式，能够让读者快速了解儿童血液病的基本知识、治疗方法、康复过程以及相关注意事项。

本书的编写是一个不断学习和探索的过程。在这个过程中，我们得到了许多专业人士的帮助和支持。首先，我们要感谢那些工作在临床一线的医生同道，他们用丰富的专业知识与临床经验，将复杂的疾病以简单易懂的方式呈现给大家。其次，我们也要感谢那些为儿童血液病患者提供治疗的护理人员、康复人员及其他医务人员，他们耐心细致的工作让更多的孩子得以更全面康复，重新回到健康快乐的童年生活中去。

此外，我们还要感谢那些为儿童血液病研究做出贡献的科研人员，他们的努力探索让我们看到了更多的治疗方法和新的希望。同时，我们也要感谢那些为儿童血液病患者提供支持和帮助的慈善机构人员和志愿者们，他们的付出让孩子们感受到了社会的关爱和温暖。

最后，我们要感谢正在阅读这本书的您，您的支持和信任是我们最大的动力。希望这本书能够帮助您更好地了解儿童血液病方面的知识，为孩子们的健康保驾护航！

在未来的日子里,我们将继续努力,为读者带来更多、更好的科普书籍。让我们一起学习、一起成长,为儿童血液病患者创造健康快乐的明天!

2024 年 5 月

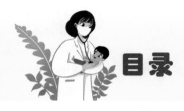

目录

营养护理

疼痛管理

心理问题

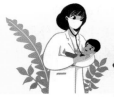

儿童血液病基础

1.血液是由什么组成的?

血液是人体的重要组成部分,正常成年人的血液占体重的 7%～8%,而儿童血液所占比例比成人稍高,占体重的 8%～10%,新生儿的血液总量可达体重的 10%。血液由血浆和悬浮在其中的血细胞组成,将血液离心后,我们会发现血液被分成三层,上层淡黄色的部分是血浆,下层深红色的部分是红细胞,中间白色不透明的薄层是白细胞以及血小板。

血细胞包括白细胞、红细胞和血小板。红细胞又叫红血球,是血液中数量最多的血细胞,约占血细胞总数的 99%,这也是为什么我们看到的血是红色的。白细胞是参与人体免疫的重要成分,是人体防御细菌入侵的"巡逻兵"。血小板体积小,形状不规则,主要功能是参与凝血、止血。血液中的血细胞各尽其责,共同维护人体的健康和活力。

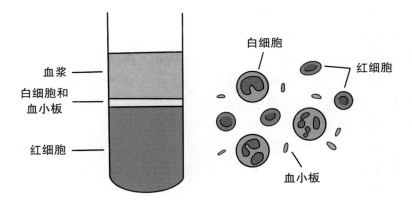

2.儿童血液病有哪些常规化验项目?

儿童血液病常规的化验项目包括血常规、生化检验(包括心肌酶、肝功能、肾功能、电解质、血糖、血脂)、凝血功能检查(包括凝血系列、凝血因子)、尿常规、大便常规等。

当儿童出现面色苍白等贫血症状时,血常规检查往往提示红细胞和(或)血红蛋白降低,同时还应该做贫血相关项目的检查,通过对外周血进行涂片检查,了解儿童红细胞形态是否发生变化;当儿童出现发热或其他感染症状时,还要进行炎性指标检测(如 C 反应蛋白、降钙素原)、病毒相关检测(如 EB 病毒、巨细胞病毒抗体及 DNA 检验);当临床诊断不明确或怀疑恶性疾病时,还要进行特殊检查,如骨髓穿刺的细胞学检查和骨髓活检,明确儿童的骨髓增生情况,观察是否有异常增生或恶性增殖细胞。

另外,免疫功能检查(如免疫球蛋白、淋巴细胞分群)、自身免疫性疾病相关检验等可以排除其他儿童相关疾病,针对每个儿童的症状表现进行具体分析治疗。

3.血常规主要看哪些指标?

血常规检查是临床上发现血液病的最基本的检验项目,血常规的指标主要包括白细胞系统、红细胞系统和血小板系统。

轻度的白细胞升高通常表明身体出现炎症,如果白细胞分类中的中性粒细胞偏高,通常是因为细菌感染;如果淋巴细胞偏高,多数是因为病毒感染。但孩子在出生 4～6 天内,白细胞以中性粒细胞为主,之后淋巴细胞比例上升,4～6 岁以下孩子,白细胞以淋巴细胞为主,4～6 岁孩子的淋巴细胞和中性粒细胞持平,以后与成人比例相似。因此,评判感染类型还需要结合患儿年龄及临床表现。一般,孩子出现发烧、咳嗽等身体异常情况时,都可以做血常规检查。

红细胞计数和血红蛋白含量这两项指标降低时,说明出现了贫血,血红蛋白降低的程度不同,贫血的程度也不同。不同年龄段孩子贫血的诊断标准、常见病因也不相同,儿童营养性贫血多发生在 6 个月到 2 岁,在这个阶段家长要多关注孩子的饮食习惯,注意搭配食用瘦肉、蛋、奶、红枣、猪肝、猪血等含铁量多的食物,避免挑食。

血小板计数减少最常见的表现是皮肤、黏膜的出血点、瘀点、瘀斑,严重时会有重要脏器出血。导致血小板减少的原因有很多,包括感染、免疫性血小板减少、白血病等。

4.什么是白细胞?

白细胞是血液中的"白色卫士",不同种类的白细胞以不同的方式参与机体的防御反应,按照体积从小到大,分别是淋巴细胞、嗜碱性粒细胞、嗜中性粒细胞、嗜酸性粒细胞和单核细胞。

少数白细胞停留在血液中,起"巡逻兵"作用,大部分白细胞在组织中发挥作用。某些白细胞群还具有吞噬功能,可吞噬并杀伤或降解病原体及组织碎片,还可分泌白细胞介素、干扰素、肿瘤坏死因子等多种细胞因子,参与对炎症和免疫反应的调控。

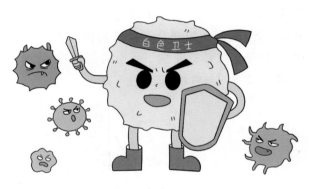

5.什么是红细胞与血红蛋白?

红细胞是血液中数量最多的一类血细胞,由骨髓产生,红细胞中含有血红蛋白。血红蛋白是红细胞内运输氧气的特殊蛋白质。成熟红细胞不断把氧气输送到身体的各个组织器官中,再从各组织器官运出代谢产物二氧化碳。因此,红细胞是人体不可缺少的"运输队"。红细胞的寿命为100~120天,当红细胞衰老后,主要在脾脏和肝脏破坏分解,分解产物经血液循环返回骨髓深处,以作为合成新红细胞的原料,或者到达肝脏合成胆汁。

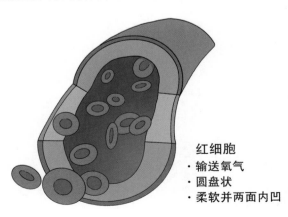

红细胞
· 输送氧气
· 圆盘状
· 柔软并两面内凹

6.什么是血小板?

血小板由骨髓造血组织产生,具有体积小、形状不规则等特点,常与红细胞成群分布。血小板的主要功能是凝血和止血,修补破损的血管。因血管创伤而失血时,血小板迅速聚集于破损处,并抱团形成松软的止血栓子,堵住破损出血的地方。

当血管损伤部位出血停止后,机体需要防止止血栓子无限增大,避免由此而产生的血管阻塞。此时,血小板便会分泌纤溶酶等因子让止血栓子变得光滑,减少血小板继续聚集。这样既完成了止血的使命,又能避免止血栓子继续增大堵塞血管,造成不必要的血管栓塞。

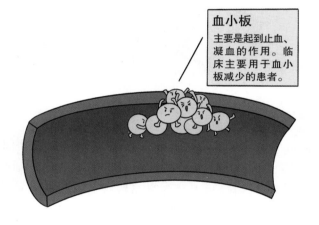

血小板
主要是起到止血、凝血的作用。临床主要用于血小板减少的患者。

(王玲珍　王艺霖)

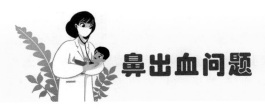

鼻出血问题

1.鼻出血一定是病吗?

鼻出血是小儿常见症状之一,出血部位多在鼻中隔前段的利特尔区,因为这个部位黏膜下血管密集,敏感又脆弱,又称"易出血区",少数也可发生在鼻腔深部。

导致鼻出血的原因有很多:鼻腔炎症、鼻部外伤、鼻腔异物等可引起局部黏膜破损而导致出血;春秋季节或在有暖气、空调的室内,鼻黏膜干燥,黏膜血管易破裂而出血;其他一些出血性疾病,如血小板减少症、血友病、维生素 K 缺乏、白血病等止/凝血功能异常的儿童容易鼻出血;此外,鼻部肿瘤也可引起鼻出血。因此,若遇到孩子鼻出血,家长应做到不恐慌、冷静对待,掌握正确的处理措施,必要时就医接受科学的指导。

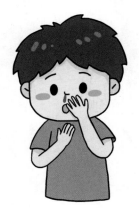

2.鼻出血的家庭处理措施有哪些?

孩子流鼻血通常很突然,导致家长手足无措,忙乱中常采取错误的做法,如仰头、用餐巾纸把鼻孔塞住。这样看起来好像不出血了,但实际上会导致血液往咽喉部流或被咽下,很容易引起呼吸道梗阻或因咽下血液刺激胃肠道而引起呕血,导致更危险情况的发生。那么,该如何正确处理呢?

(1)安抚:家长要保持冷静,安抚孩子,消除其紧张情绪,使其尽量保持安静,避免剧烈哭闹导致出血量增大;孩子情绪稳定才能配合治疗。

(2)体位:采取坐位或半坐位,头部稍前倾,保持呼吸通畅,避免血液倒流入咽部,对于流入口的血液,要尽量吐出,防止恶心、呛咳、窒息等情况。

(3)局部压迫止血

1)指压法:①拇指或食指按压鼻翼而非鼻梁,如果不确定是哪一侧鼻孔出血,也可以同时按压双侧鼻翼;②中等力度压迫(既能使鼻翼压迫到鼻中隔,又不使患儿疼痛);③持续至少 5 分钟;④指压期间用冷水或冰袋敷后颈和前额,这样可促使血管收缩,减少出血。

2)填塞法:可以将家里的清洁棉球卷成条状填充鼻腔,不能太松,否则起不到压迫止血的作用,切勿填塞过深,以免填塞物掉入咽腔,同时查看咽部有没有血流下来,如果仍有血向下流说明鼻出血没有止住。

3)如果采取以上操作后鼻出血仍不能停止,应立即前往医院,必要时进行鼻腔纱条填塞止血、药物治疗或鼻内镜下止血等其他治疗措施。

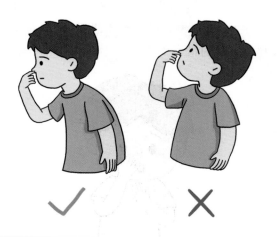

3.鼻出血有哪些并发症?

大多数儿童鼻出血呈现自限性且病情较轻,预后良好,但在某些情况下也会有并发症发生:

(1)窒息:大量鼻出血或鼻腔后部出血,尤其是当止血方法不对时,血液堵塞气管,可引起呛咳或窒息。

（2）贫血：大量鼻出血或长期反复鼻出血可引起失血，造成贫血、急性失血，患儿一般会有心慌、头晕等缺氧表现，严重时有可能造成失血性休克，危及患儿生命。

（3）心理影响：反复鼻出血可引起儿童恐惧及焦虑，严重时可影响孩子的身心健康及性格培养。此外，鼻出血还可导致父母焦虑，从而使鼻出血患儿家庭的生活质量受到影响。

（4）上颌窦炎性坏死性假瘤：当鼻腔反复出血时，鼻腔血液可通过上颌窦口进入窦腔，当窦腔有潜在感染病灶存在时，进入窦腔的血液以病灶为核心从周围包裹凝固，如此反复进行。血液凝固机化，形成洋葱样浅黄色肿瘤样组织，故称为炎性坏死性假瘤，临床上表现为鼻塞、反复鼻出血、鼻腔新生物形成、骨质破坏等。

鼻出血虽多数预后良好，但仍需警惕上述并发症，当出现大量或反复鼻出血时，建议尽早就医，接受科学的治疗及指导。

4.日常生活中应如何预防鼻出血？

有效的家庭预防可减少鼻出血的反复发作和不必要的急诊就医，提高鼻出血儿童的生活质量，减少并发症的发生。那么，在日常生活中该如何预防鼻出血呢？

（1）重视原发疾病的治疗：多数儿童鼻出血与鼻炎有关，因此，预防鼻出血的根本在于积极治疗鼻炎，鼻喷药物是最常用的治疗，但在使用鼻喷药物时应避免损伤鼻中隔。

（2）纠正不良习惯：避免及纠正儿童挖鼻、揉鼻、把异物塞入鼻腔等不良习惯。

（3）饮食调整：少吃煎炸肥腻、辛辣刺激食物，多吃新鲜蔬菜、水果，避免偏食，保障均衡饮食。

（4）改善环境：保持室内湿度适宜，平时多饮水，可适量应用海盐水、凝胶、软膏等鼻腔润滑剂，避免鼻腔黏膜干燥；在过敏高发季节或空气污染严重时注意佩戴口罩，减少户外活动，户外活动后注意清洁鼻腔等。

（5）加强锻炼，增强体质，避免到人群密集的场所，减少呼吸道感染的机会。

（胡田田　陶艳玲）

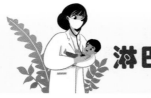

淋巴结肿大

1.儿童浅表淋巴结是如何分布的?

正常情况下,浅表淋巴结很小,其直径多为0.2～0.5厘米,质地柔软,表面光滑,无压痛,与毗邻组织无粘连,不易被触及。

儿童可被触及的浅表淋巴结主要分布于头颈部(耳前淋巴结、耳后淋巴结、枕淋巴结、颌下淋巴结、颏下淋巴结、颈前淋巴结、颈后淋巴结、锁骨上淋巴结)和四肢(腋窝淋巴结、滑车上淋巴结、腘窝淋巴结、腹股沟淋巴结),其中,腋窝淋巴结又分为腋尖淋巴结群(腋窝顶部)、中央淋巴结群(腋窝内侧壁,接近肋骨)、胸肌淋巴结群(腋窝前部,靠近胸大肌)、肩胛下淋巴结群(腋窝后壁,靠近背侧)、外侧淋巴结群(腋窝外侧),而腹股沟淋巴结又分为上下两群。

淋巴结分布

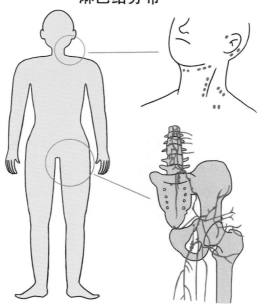

2.能摸到的淋巴结都算肿大吗?

不是,因为正常儿童的淋巴结也是可以被触及的。儿童浅表的淋巴结,尤其是头颈部淋巴结,由于局部皮下脂肪比较薄,所以较容易被触及。另外,腹股沟、腘窝、腋窝等部位的淋巴结也可以被触摸到。一般,黄豆粒大小的淋巴结,如果表面柔软、光滑、没有压痛,和周围组织没有粘连,都不算肿大的淋巴结。

而如果触摸到明显增大的淋巴结(一般直径多在 1 厘米以上),表面粗糙、质地较硬、有压痛,或者与周围组织有粘连,持续增大,那就要及时就医,进一步明确病情。

另外,淋巴结属于循环系统,如果反复刺激,也有可能导致淋巴结增生或肿大,因此如果非必要,不要反复刺激它。

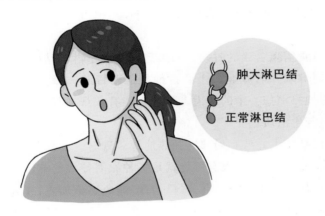

3.淋巴结肿大有哪些常见的病因及疾病?

淋巴结是淋巴细胞定居和适应性免疫应答产生的场所,造成淋巴结肿大的原因有很多,总结起来就是感染性淋巴结肿大和非感染性淋巴结肿大两大类。

(1)感染性淋巴结肿大:其中,儿童最常见的是各种病原微生物感染导致的急/慢性炎症。例如,风疹病毒感染后,常引起枕后淋巴结肿大;而口腔、颌面部的急性炎症,则经常引起下颌淋巴结肿大。另外,还有淋巴结结核、艾滋病病毒(HIV)感染等也能导致淋巴结肿大,但这类情况在儿童较为少见。

(2)非感染性淋巴结肿大:除了感染性疾病外,各种非感染性疾病也可能有淋巴结肿大的表现,如白血病、淋巴瘤、结缔组织病、各种恶性肿瘤淋巴结转移浸润等。其中,白血病、淋巴瘤是儿童常见的导致淋巴结肿大的原因。白血病患儿,其淋巴结肿大多为全身性的,并常伴有贫血、出血、发热等临床表现;而由淋巴瘤导致的淋巴结肿大多质地偏韧或偏硬,触痛不明显,局限于身体某处淋巴结;儿童结缔组织病,如系统性红斑狼疮等疾病一般也会伴有全身淋巴结肿大,但这类疾病大多伴有发热、皮疹等其他症状,以单独淋巴结肿大为表现的患者相对少见。

此外,各种其他原因导致的淋巴结反应性增生也会导致淋巴结肿大,如毒物、代谢的毒性产物、变性的组织成分及异物等,都可成为抗原或致敏原刺激淋巴组织引起反应,从而引起淋巴结肿大。

4.什么情况下儿童淋巴结肿大需要去医院就诊?

正如前文所述,正常的浅表淋巴结也是可以被触及的,并不是所有能被触到的淋巴结都是肿大淋巴结,那什么情况下,儿童淋巴结肿大需要到医院就诊呢?

(1)当您觉得需要就诊的时候。如果您发现孩子淋巴结肿大并因此产生了焦虑情绪,这时寻求一名专业人士的帮助是最明智的选择。早期、合理的就医行为可以很好地打消您心中的疑虑,同时,也能有效帮助部分疾病被早期检出,大大提高预后与生活质量。

(2)当淋巴结肿大并伴有局部红肿热痛等表现时。如果儿童出现了局部淋巴结红、肿、热、痛的表现,那很有可能就是各种原因导致的淋巴结发炎,如有类似情况,最好还是要医生检查一下,尽早治疗,避免感染加重;或者,如果发现局部淋巴结红肿并伴有波动感,那很有可能是淋巴结已经化脓,需要及时就医,甚至需要切开引流治疗。

(3)淋巴结体积过大或触诊异常。一般来说,正常儿童淋巴结直径多在1厘米以内,质地柔软,表面光滑,没有压痛,与毗邻组织无粘连,不易被触及,如果发现淋巴结直径明显增大(尤其可达到2~3厘米以上),或者在短时间内迅速增大,或触摸时有明显的异常(如表面粗糙、质地坚硬、活动度不佳等),就需要尽早去医院就诊。

(4)淋巴结肿大持续时间过长。一般来说,炎症或刺激性因素引起的淋巴结肿大会在引起淋巴结肿大的原因消除后逐渐消退,如果发现孩子的淋巴结肿大持续时间过长,或引起淋巴结肿大的原因被去除后两周或两周以上,肿大的淋巴结仍没有减小的趋势或仍然在持续增大,那么就需要警惕其他疾病的可能性,需要尽早去医院进行一系列详细检查。

（5）当淋巴结肿大伴有发热、精神萎靡等全身症状时。此时的淋巴结肿大已经不是单纯的局部症状，而是全身表现的一部分，如果有类似情况，还是要尽早就诊，明确病情并尽早进行治疗。

（6）全身多处淋巴结肿大。通常情况下，大部分人的淋巴结肿大呈局部分布，一般仅出现1～2处异常肿大。如果在一定时间内全身多处淋巴结发生肿大，如脖子、腋窝、腹股沟等，无论有没有伴随症状，都建议尽早去医院向医生咨询相关情况。

5.其他常见的体表包块有哪些?

体表包块，顾名思义就是人身体表面可被触及的包块。

（1）部分体表包块是正常的，如上文提到的正常浅表淋巴结。

（2）也有部分体表包块是异常的、不应被触及的包块，如全身皮肤表面包块等。这部分包块中，炎症原因导致的包块占了较大一部分，如淋巴结炎、蜂窝织炎等，一般炎症消退后包块自然会随之消退，不需要过度担心。

（3）各种良性肿物也可能会以包块的形式表现出来，如腹股沟疝、脐疝、脂肪瘤等，这类包块患儿一般需要到医院就诊，进一步明确包块性质，并根据患儿情况决定是否进一步处理。

（4）也有一部分包块可能呈恶性表现，需要我们尽早明确病情并进行治疗，如部分儿童腹部恶性肿瘤（肾母细胞瘤、腹膜后神经母细胞瘤），就常因发现腹部包块来就诊。

体表包块经常是无意中被发现的，并且因为它通常不合并其他症状而不被重视，从而可能导致部分疾病的诊疗被延误。因此，发现体表包块并尽早明确其原因十分重要。在日常生活中，如果发现体表有形状不规则的、质地比较坚硬的、活动度不好的、增长比较迅速的或表面破溃的包块，最好及时到医院就诊。

6.淋巴结肿大通常需要做什么检查?

（1）一般体格检查及淋巴结触诊：对于因淋巴结肿大就诊的患儿，一般体格检查以及淋巴结触诊是必要的，淋巴结触诊的检查重点包括淋巴结的位置、质地、有无触痛、与周围组织是否粘连、形状是否规则等，医生会结合一般体格检查对淋巴结肿大的情况进行初步判断，并进行进一步检查。

（2）影像学检查：如超声检查，也就是常说的B超检查，可以观察肿大的淋巴结形状、长短径比例、与周围组织的界限关系，从而初步判断淋巴结肿大原因是炎性刺激或是其他因素，是比较常见且安全的检测方法之一；病情相对复杂或为进一步明确病情时，还可以通过完善 CT 或 MRI 等检查，以明确诊断。

（3）血液学检查：血常规是淋巴结肿大最常见的血液学检查，通过血常规结果，可以协助判定淋巴结肿大原因，如中性粒细胞比例升高常常提示淋巴结肿大是由炎症引起；而白细胞、血红蛋白、血小板结果异常则提示淋巴结肿大的原因可能是各种原因导致的骨髓恶性疾病。此外，血沉、抗核抗体谱、生化检查、各类病原体筛查等血液学检查也有助于进一步确定淋巴结肿大的相关病因。

（4）淋巴结活检：是明确淋巴结肿大原因的最直接有效的检查。对于淋巴结肿大长期不愈者，或淋巴结触诊坚硬、表面不光滑、与周围粘连等，进行淋巴结活检可以尽早明确病情。活检可以采取穿刺活检或手术活检的形式。淋巴结穿刺活检相对操作创伤小，对于配合度高的孩子，局部麻醉即可达成目的，但留取标本量少，有时可能会出现漏诊情况，甚至需要二次穿刺；而手术活检相对淋巴结穿刺活检来说创伤大，并且操作时需全身麻醉，优点是能对整个淋巴结进行病理分析。

（5）其他检查：当淋巴结肿大合并其他临床症状，或考虑淋巴结肿大是继发于其他疾病时，有时还需要完善其他检查以进一步明确病情。例如，当患儿淋巴结肿大合并发热、肝脾大、血象异常等情况时，需行骨髓穿刺检查以明确是否为血液系统恶性疾病（如白血病等）导致的淋巴结肿大；或者，当考虑患儿淋巴结肿大为其他恶性肿瘤转移浸润时，临床医师也会根据患者具体情况开具诸如胃镜、支气管镜、正电子发射计算机断层显像（PET/CT）等检查。这个时候，医生依据患儿情况开具的检查，就是需要做的检查。

（荆锐　付金秋）

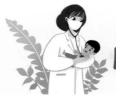

肢体疼痛问题

1.腿疼一定是因为缺钙吗?

孩子腿疼不一定由缺钙引起,腿疼的原因有以下几种:

(1)当关节、肌肉、血管、神经等存在病变时,可能会出现腿疼。如果宝宝的关节在活动时出现疼痛,并且伴有肿胀以及肌力低下,甚至肌肉出现进行性萎缩,则需要及时到医院就诊。

(2)单纯的生长痛同样会表现为腿疼。生长痛是指儿童的膝关节周围或小腿前侧疼痛,这些部位没有任何外伤史,活动也正常,局部组织无红肿、压痛。生长痛大多是因儿童活动量相对较大,长骨生长较快,与局部肌肉和筋腱的生长发育不协调等导致的生理性疼痛。

(3)缺钙会导致骨质强度减弱,也会导致腿疼。由于缺钙所引起的腿疼多见于5～6岁儿童,一般在白天活动时无不适,在入睡前期会出现腿疼的现象,同时可能发生夜间抽筋症状。血清钙的浓度会明显降低,关节活动度无异常。经补充维生素 D 和钙剂,症状会逐渐改善,到医院检查骨密度可以帮助确诊。

2.有哪些引起肢体疼痛的常见原因及疾病?

第一,生长痛现象是较为常见的"膝盖疼"的原因,由于常常发生在儿童生长期,所以称为"生长痛"。它是儿童时期特有的一种生理现象,好发于2～12岁的健康儿童。发病的第一次高峰年龄为3～5岁,第二次高峰为8～12岁。

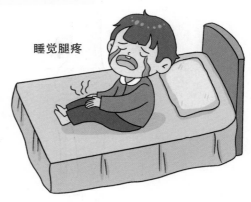

睡觉腿疼

第二,急性一过性髋关节滑膜

炎也是儿童常见的一种下肢痛的原因。该病好发于 3～8 岁儿童,患儿通常在 1～4 周前有上呼吸道感染病史,近期有外伤或剧烈活动病史,表现为髋部或膝部疼痛,患儿跛行或拒绝行走,平躺时下肢活动可完全正常,无发热等全身症状。部分小龄患儿因感觉定位不准确,常常诉膝部以上皮肤有疼痛。医生检查可发现膝关节无红肿,活动范围完全正常,但髋部有压痛及肿胀,活动范围受限。

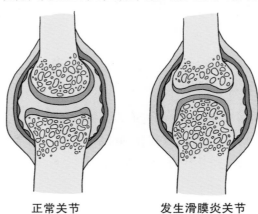

正常关节　　　　　　　发生滑膜炎关节

第三,幼年特发性关节炎。该病常见首发表现为膝关节肿胀,多数有关节疼痛、局部肿胀,长期不退,活动受限,随着病程变长,可能有其他多个关节肿胀,甚至有发热及皮疹症状。该病属于免疫系统疾病,需到专业的风湿免疫科就诊。

第四,恶性肿瘤也可以出现膝关节疼痛,其中最主要的是骨肉瘤和白血病。这类疾病虽然在夜间疼痛明显,但白天仍有疼痛,多伴随发热及消瘦,患儿精神饮食差,下肢无力或跛行;有时局部有肿块、压痛明显,需要相关的检查来鉴别。

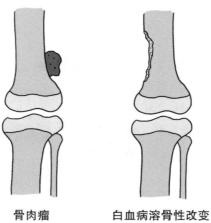

骨肉瘤　　　　　　　白血病溶骨性改变

3.该如何应对生长痛?

如果孩子确诊生长痛,可以从以下几个方面来处理:

(1)确保孩子充分休息,生长痛是可以自行缓解的。

(2)转移注意力。父母可以跟孩子讲故事、做游戏,孩子没有那么专注于酸痛感,也就更容易缓解。这样做不容易让孩子形成心理负担,也减少了孩子的恐惧心理。

(3)局部热敷、按摩。如果孩子疼痛比较明显,父母可以通过按摩、热敷等对症治疗方法缓解孩子的疼痛感。

(4)减少剧烈运动。如果孩子疼痛比较严重,应该减少孩子的运动,在疼痛间期可以采用慢跑、走路等相对舒缓的运动方式。

(5)补充营养素(以补充维生素 D、维生素 C 和钙为主),让孩子多摄取可以促进软骨组织生长的营养成分(如肉、蛋、奶、新鲜蔬菜等)。

4.如何判断孩子是否缺钙?

钙是人体内含量最丰富的矿物质元素,人体中 99% 的钙都在骨骼和牙齿里,只有约 1% 游离在血液中。儿童缺钙不仅会抑制身体发育,还容易出现生理障碍,引起骨骼肌疼痛、抽搐等症状,甚至导致佝偻病,影响智力发展。那么,如何判断儿童是否缺钙呢? 可以从以下两方面进行判断:

(1)儿童缺钙的症状表现

1)睡眠不安:儿童缺钙早期常表现为睡觉的时候睡不踏实,不容易进入深度睡眠,或者入睡后突然惊醒,啼哭不止。

2)多汗:与温度无关,往往表现为儿童入睡之后头部大量出汗,使小儿头颅不断摩擦枕头,久之颅后可见枕秃圈。

3)性情改变:婴幼儿主要表现为易哭闹;儿童缺钙常会导致不受控制的脾气变怪,容易暴怒烦躁,神情状态恍惚,并对周围环境和新鲜事物逐渐降低兴趣,且容易抽搐。

4)牙齿发育异常:缺钙儿童的出牙时间相对较晚,并且牙齿参差不齐,咬合不正,过早松动或脱落。

5)骨骼发育异常:新生儿期缺钙会使肋软骨增生,各个肋骨的软骨增生连接起来,似串珠样,形成串珠肋,常压迫肺脏,使小儿通气不畅,容易患气管炎、肺炎。缺钙新生儿的前囟门常在 1 岁半后仍不闭合,形成方颅。儿童缺钙会使得学步较晚,若长期处于缺钙状态,则会形成骨骼畸形,如肋膈沟、鸡胸、漏斗胸,以及下肢畸形,为"X"形腿或者"O"形腿。

6)肌肉肌腱松弛:是儿童严重缺钙的表现,如腹壁肌肉、肠壁肌肉松弛,可进而引起肠腔内积气而形成腹部膨大如蛙腹状。如果是脊柱的肌腱松弛,可出现驼背。

7)厌食、偏食:缺钙还会引起幼儿精神食欲不振、智力低下、免疫功能下降等。

(2)相关辅助检查:化验可见血中 25-羟胆骨化醇和 1,25-二羟胆骨化醇明显降低,为可靠的早期诊断指标。X 线检查见骨骼变化有较大的诊断价值,但通常只有在缺钙比较严重时,才会出现骨皮质变薄、骨密度降低等情况。值得一提的是,测定血钙、尿钙、发钙不能代表骨钙和总钙,所以这几个项目的测定结果不能说明体内是否缺钙。

5.如何处理外伤导致的肢体疼痛?

外伤导致的肢体疼痛分为软组织挫伤导致的疼痛或骨折导致的肢体疼痛,通过查体及辅助检查可以鉴别。如果是单纯软组织伤,对症治疗即可,例如患肢减少活动,受伤 24 小时内冷敷减轻水肿,超过 24 小时热敷促进水肿吸收,正常的话休息 1 周左右即可恢复。而对于骨折导致的肢体疼痛,如果骨折移位不明显或手法复位良好,用石膏或者小夹板固定 1 个月即可,但对于骨折移位明显及手法复位失败患儿,需要手术治疗。

6.为什么腿疼不能盲目诊断"滑膜炎"?

因为儿童常见腿疼原因除了"滑膜炎"外,还有生长痛、恶性肿瘤等。虽然恶性肿瘤发病率很低,但是万一有遗漏,后果严重。如果孩子是单一部位反复、长时间出现"膝盖疼",更值得警惕。

(郝希伟　张桓瑜)

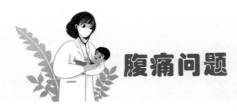

腹痛问题

1.腹痛一定是病吗？有哪些常见病因？

腹痛是儿童常见的主观症状,首先应判断小儿是否有腹痛,若婴儿剧烈哭闹,可能是剧痛,若将孩子抱起时哭闹立即停止,一般可排除剧痛;对于较大儿童,若腹痛不影响游戏、食欲、睡眠,不伴面色改变,往往表示腹痛不严重,若患儿双手捧腹或两腿蜷曲,表示腹痛严重。儿童常见腹痛的原因包括:

(1)肠绞痛:多发生于3个月以下的婴儿,常因喂养不当、食物过敏等原因引起,典型发作表现为阵发性剧烈啼哭,啼哭时面颊发红、口唇苍白,腹部紧张,两下肢蜷曲,脚冷,双手握拳,持续约5分钟,然后入睡,不久后再次发作,如此反复可持续4小时。家长应避免给孩子进冷食,喂奶后轻拍背,腹部热敷或置孩子于俯卧位。

(2)肠套叠:是婴儿时期最常见的急腹症,多见于1岁以下的婴儿,尤以4～10个月常见,典型表现为阵发性腹痛,婴儿突然哭闹不安,面色苍白,缓解期可安静,如此反复,每次发作持续10～15分钟,腹痛发作后即有呕吐,常拒食,一般在起病后6～12小时内出现血便,应及时就医。

(3)肠梗阻:小儿腹痛伴呕吐,不排便及腹胀,孩子常表现为阵发性腹痛或哭闹,或持续性加重,应及时就医。

(4)阑尾炎:常先有恶心与呕吐,腹痛多位于脐周或上腹部,6～12小时后转移到右下腹,多为持续性钝痛,也可表现为剧烈阵痛,可有便秘或腹泻、恶心、呕吐等,有时还会出现反应迟钝、烦躁不安、嗜睡、体温升高等症状。小儿阑尾炎多不典型,发展快,必须反复多次检查,严密动态观察。

(5)急性肠系膜淋巴结炎:多见于学龄儿童,常先有或同时有发热、上呼吸道感染或肠炎等表现,以后出现右下腹或脐周持续性或间歇性钝痛,但可无固定性压痛,或压痛范围较大且稍近脐部,常于短期内缓解或消失,可动态观察。

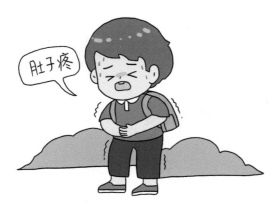

（6）腹型过敏性紫癜：本病多见于学龄儿童，约 50％ 病例有消化道症状，如突然发作的腹痛，呈阵发性绞痛，以脐部及脐周为主，常伴有恶心、呕吐或便血。腹部体检常无异常发现，多数腹部软、脐周压痛，无反跳痛及肌紧张，腹痛剧烈而体征轻微是本病特征。如发现双下肢皮肤有对称性紫癜可确诊，应及时就医。

2.什么情况下发生的腹痛应就诊？

儿童腹痛分为急性和慢性腹痛，急性腹痛也称"急腹症"，表现为起病急，剧烈、持续疼痛，呕吐，严重肠积气，腹部紧张、拒触摸，急腹症患者需要马上到医院就诊。对于腹痛不严重的孩子，可暂时居家观察，若有进一步加重，需及时就医；如果孩子腹痛伴有发热、呕吐、腹泻、消化道出血等症状，需要到医院就诊。

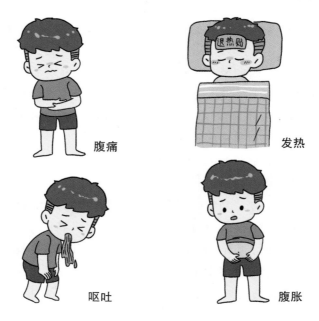

腹痛　　　　　发热

呕吐　　　　　腹胀

3.肠系膜淋巴结肿大需要治疗吗?

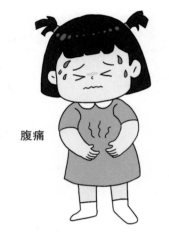

腹痛

儿童肠系膜淋巴结肿大最常见的病因为肠系膜淋巴结炎,该病常见于 7 岁以下儿童,常因腹痛、发热、呕吐就诊,多发生于上呼吸道感染或肠道炎症之后,细菌、病毒产物等异物可通过淋巴管扩散到肠系膜淋巴结,引起肠系膜淋巴结肿大,其中病毒感染最常见。该病为自限性疾病,治疗主要是对症治疗。

4.腹痛一般需要做哪些检查?

腹痛患儿需要做以下几方面的检查:

(1)一般化验检查:血常规、尿常规、大便常规、隐血试验、肝功能、肾功能、血糖、电解质、心肌酶、心肌钙蛋白、C 反应蛋白、降钙素原、血沉等。

(2)影像学检查:腹部彩超、腹部 CT、腹部磁共振检查,怀疑为消化道疾病者做胃肠镜检查。

(3)手术探查:有些腹痛保守治疗无效,需要行相应的探查方法,明确具体的病因。

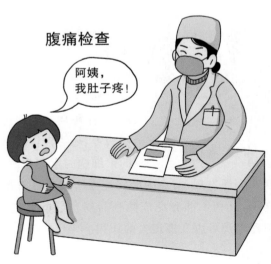

腹痛检查

阿姨,我肚子疼!

(王昭睿)

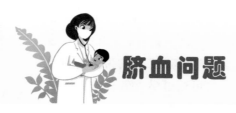

脐血问题

1.脐血的成分是什么？脐血有什么作用？

所谓的脐血就是脐带内的血液。女性怀孕期间,胎儿通过脐带和胎盘与母亲相连,而在脐带内的血液为脐血。胎儿娩出、脐带结扎并离断后残留在胎盘和脐带中的脐血通常是废弃不用的,但其中含有大量的造血干细胞,其具有自我复制和再生能力,能够重建人体造血及免疫系统。此外,还有多种非造血的干细胞及前体细胞,如间充质干细胞、内皮前体细胞和非限制性体干细胞等,因此,可以说脐血是一种非常重要的人类生物资源,善加利用就可以"变废为宝"。

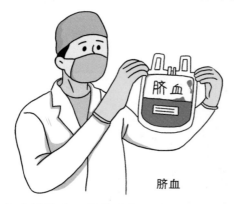

脐血

目前,脐血已成为造血干细胞的重要来源,不仅可以供自己和有血缘关系的直系亲属使用,也可以用于无血缘关系者。它不仅可用于异基因造血干细胞移植,治疗血液肿瘤性疾病(白血病、淋巴瘤、某些实体肿瘤)、骨髓衰竭性疾病(再生障碍性贫血等)、先天性遗传性疾病等,还可以作为具有免疫重建功能的干细胞的重要来源,治疗各种原发性免疫缺陷病。科学家们还发现,脐血中的间充质干细胞具有调节内环境、抗炎、抑制免疫反应等作用,有利于部分免疫性脏器损伤后的修复,在关节炎、肾病、心脏病等疾病的治疗中都可以发挥很大的作用。

2.生育后需要保存脐血吗？脐血采集对宝宝和产妇有无影响?

脐血是替代骨髓的珍贵生物资源,能有效治疗几十种难治性疾病和多种以往被认为是"不治之症"的疾病,而且它能治疗的疾病种类还在不断增加。一旦需要使用自体储存的脐血,不需配型,细胞活性强,无免疫排斥的危险,移植成活率高,治愈率高,医疗费用低。对于其他有需要的人来说,脐带血也可以作为非亲缘供者为配型成功的患者带来重生的希望。脐血库把脐带血造血干细胞这一人类重要的生物资源储存起来,公共脐血库的建设水平高了,更有利于脐血发挥更大的作用,达到取之于大众、为大众服务的目的。

脐血的采集是宝宝娩出之后,用止血钳结扎脐带,用剪刀剪断,将宝宝抱走后才进行的,具体做法是在贴近胎盘端止血钳处消毒并将针头插入脐静脉,采集废弃的脐带血,不需要进行麻醉,无痛,无不良反应,所需时间很短,对分娩过程不会有任何阻碍,在整个过程中,不会对母亲及宝宝造成任何痛苦及影响。脐血采集在大多数医院中皆可完成,采集人员是受过专门训练的助产士或护士,采集脐血属于"废物利用",对宝宝和妈妈都很安全。若是产妇的情况不宜采集脐血,医生会把母婴安全放在第一位。

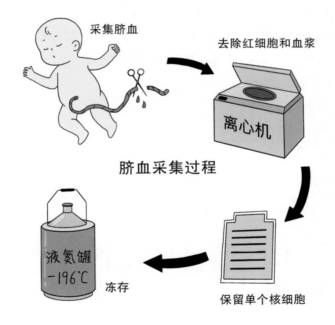

脐血采集过程

3.脐血移植有哪些优点?

无论是脐血移植还是骨髓移植,本质上都是造血干细胞移植。通俗来说,我们可以把它们比作不同型号的密码锁,选择合适的就是最好的。与骨髓、外周血干细胞移植相比,脐血干细胞移植具有以下独特的优势:

(1)脐血实物入库查询快。与非血缘骨髓库提供配型信息不同,脐带血以实物形式保存,寻找人类白细胞抗原(HLA)相合脐带血所需时间短。

(2)随时取用。脐血可根据患者病情需要及时进行移植。

(3)对供体无伤害。从脐血的采集我们可以看到,脐血采集方便,对产妇和胎儿几乎无任何伤害。

(4)移植物抗宿主病(GVHD)和移植物抗白血病效应(GVL)分离的发生率低且严重程度较轻。

(5)可耐受较大的 HLA 差异,1～2 个位点不合都能进行脐带血移植。

(6)单份脐血的造血干细胞含量相对较少,尤其适用于 30 千克以下的儿童移植。

虽然脐血移植优点多多,但脐血移植仍然存在下面这些缺点:

(1)植入失败率较骨髓移植高,脐带血植入率低主要是因为单份脐带血中有核细胞数和 T 细胞数量较少。

(2)粒细胞和血小板植入时间较骨髓或外周血移植时间延长,早期感染发生率高,这是因为单份脐带血中造血干细胞的数量比骨髓和外周血少。

(3)如果移植后复发,不能进行供者淋巴细胞回输治疗。

（杨晓梅　姬牧远）

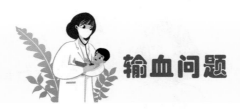

输血问题

1.你了解自己的血型吗?

随着医学科学的发展,人们对于血型的认识也越来越深入。常见的 ABO 血型共分为 4 种,即 A 型、B 型、AB 型和 O 型。其实,血型有很多种分型,在上述 4 种血型之外还有 Rh 血型系统、MN 血型系统及 MNS 血型系统等。血型系统对输血具有重要意义,不相容的血型输血可能导致溶血反应发生,因此同种血型之间输血最好。而血型是遗传决定的,如双亲都是 O 型血,那么子代也是 O 型血。

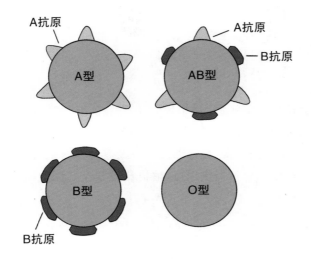

2.有哪些常用的儿童血制品?

常用的儿童血制品与成人相同,分为全血和成分血。全血是将人体一定量的血液采集入含有抗凝剂或保存液的血袋内,不做任何加工的一种血液制品,有库存全血和新鲜全血。常用成分血有浓缩红细胞、洗涤红细胞、冰冻红细胞、少白红细胞、浓缩白细胞、单采粒细胞、单采血小板、浓缩血小板、冰冻血小板、新鲜冰冻血浆、冰冻血浆、冷沉淀、白蛋白、免疫球蛋白、浓缩凝血因子等。

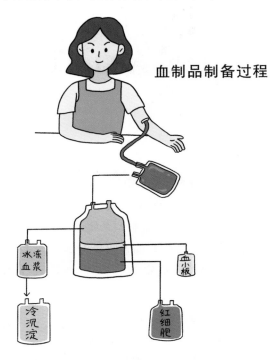

血制品制备过程

3.输血可能传播哪些疾病？

输血确实会传播一些疾病，这个风险主要来自于"窗口期"献血，疾病在这个时期没有办法被明显检测出来。可能传播的病原体包括艾滋病病毒（HIV）、乙型肝炎病毒、丙型肝炎病毒、梅毒螺旋体以及其他少见病毒等。目前，我国正规的输血都是通过中心血站提供用血，输血比较安全。因此，儿童如需输血，一定要去正规医疗机构。

4.输血可能导致哪些不良反应？

儿童输血的不良反应主要有过敏反应、发热反应、急性溶血反应、细菌污染、中毒反应、循环超负荷、含铁血黄素沉着症、输血传播疾病、输血后紫癜、输血相关移植物抗宿主病、输血相关性急性肺损伤、微聚物和肺栓塞等。输血过程中，医护人员会严密观察患儿的生命体征，一旦患儿出现不适，会及时处理。

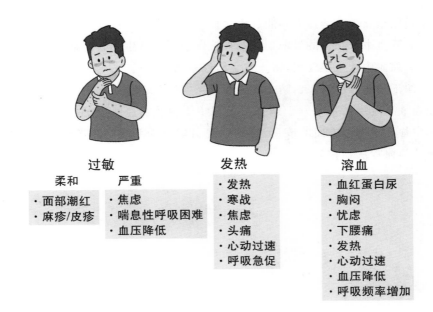

过敏

柔和 严重
- 面部潮红　　· 焦虑
- 麻疹/皮疹　　· 喘息性呼吸困难
　　　　　　　· 血压降低

发热
- 发热
- 寒战
- 焦虑
- 头痛
- 心动过速
- 呼吸急促

溶血
- 血红蛋白尿
- 胸闷
- 忧虑
- 下腰痛
- 发热
- 心动过速
- 血压降低
- 呼吸频率增加

5.为什么会出现血小板输注无效?

部分儿童初次或前几次血小板输注疗效十分明显,但反复输注后,血小板的数量并没有像人们预想的那样升高,血小板数量没有明显变化。血小板输注无效常见于两种原因:①常见自身免疫性血小板减少症,由于患儿自身免疫功能紊乱,产生了针对血小板的自身抗体,这时候如果输注血小板,自身抗体就会结合到血小板的膜上,导致血小板在外周循环中遭到破坏,出现血小板无效输注的情况。②反复输注血小板的儿童,如再生障碍性贫血患儿,或白血病儿童化疗以后,需要反复输注血小板,由于这些血小板来自不同的人,就会刺激患儿的身体产生不同的抗体,对输入人体的血小板产生排斥反应,导致血小板破坏。

6.溶血时输红细胞有什么注意事项?

对于溶血性贫血儿童来讲,如果贫血程度不重,不建议输血。在某些溶血情况下输血具有一定的危险性,如自身免疫性溶血性贫血和阵发性睡眠性血红蛋白尿时,不当的输血反而会引起溶血加重。如果是自身免疫性溶血性贫血,在输红细胞的时候,建议输注洗涤红细胞,避免再次发生溶血反应。

7.新生儿换血疗法与血液系统疾病相关吗?

新生儿换血疗法通俗地说就是用别人的血把新生儿体内的血完全置换一

次,主要适用于新生儿溶血和高胆红素血症。换血有以下三种作用:

(1)去除血中未结合的母源抗体及被抗体包围的新生儿红细胞,减轻溶血。

(2)去除血中大量胆红素,防止发生胆红素脑病。

(3)纠正贫血,改善携氧,防止心力衰竭。

而血液系统疾病是原发于造血系统和主要累及造血系统的疾病。其他系统疾病往往会有血液方面的改变,这种情况只能称为系统疾病的血液学表现,与新生儿换血疗法不相关。

(李萍萍)

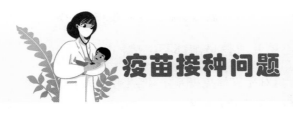
疫苗接种问题

1.什么是疫苗接种？疫苗接种的意义是什么？

疫苗接种就是把各种疫苗接种在健康人的身体内，使人在不发病的情况下产生抗体，获得特异性免疫。

儿童合理、规范进行疫苗接种可以获得和保持较高的免疫水平，能有效预防相应传染病的发生。

疫苗接种

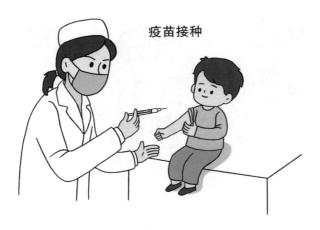

2.血液病影响患儿疫苗接种吗？

疫苗分为减毒活疫苗（活疫苗）、灭活疫苗（死疫苗）两大类。疫苗是生物制剂，因此接种也存在一定的禁忌证，分一般禁忌和绝对禁忌。一般禁忌指在某种情况下可缓期接种，如发热、疾病恢复期等。绝对禁忌是指接种疫苗后，有可能造成发生接种不良反应的概率增加和不良反应加重或免疫损伤等。例如，对鸡蛋过敏者，不宜接种麻疹、流感等以鸡胚细胞培养的疫苗；免疫功能不全（缺陷）者不能接种减毒活疫苗，但可接种灭活疫苗。

了解了疫苗的分类和禁忌证之后，我们就会知道，接受了化疗的血液病患儿，免疫力会出现功能不全甚至缺陷，因此是不能接种减毒活疫苗的，但可以接种灭活疫苗。血液病患儿家属在给患儿接种疫苗前一定要咨询医生哦！

3.免疫缺陷患儿所有疫苗都不能接种吗？

健康儿童有相对完善的免疫系统，当免疫系统出现问题时，即表现为免疫缺陷，继而导致相应免疫缺陷病发生。免疫缺陷病包括原发性免疫缺陷病和继发性免疫缺陷病。

针对存在原发或继发免疫缺陷的儿童，原则上不建议接种减毒活疫苗，否则不仅会导致免疫失败，甚至会引起感染，进而诱发严重传染性疾病的发生。

灭活的疫苗在免疫缺陷儿童和免疫功能正常儿童中具有相同的安全性，可以正常接种。但需注意，免疫缺陷儿童接种疫苗后的免疫反应强度和持久性可能会降低。

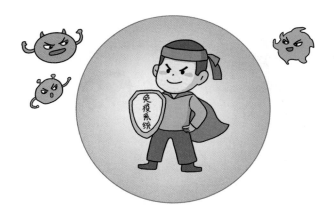

4.化疗期间可以接种疫苗吗？化疗后的患儿什么时候可以恢复疫苗接种？

化疗期间患者反复应用化疗药物、感染、脏器损伤等，不建议常规接种疫苗。随着化疗结束时间的延长，患儿免疫功能重建，合理规范的疫苗接种可有效降低化疗后患儿相关传染病的感染风险。

原则上：

（1）化疗结束后 3 个月可进行灭活疫苗的接种。

（2）接受抗 B 淋巴细胞抗体治疗的儿童，需延长至化疗结束后至少 6 个月接种灭活疫苗。

（3）化疗结束后 6～12 个月以上且 T 淋巴细胞、B 淋巴细胞功能恢复的儿童，可进行减毒疫苗的接种。

血液肿瘤儿童化疗后疫苗接种建议

疫苗	接种时间
乙型肝炎疫苗	化疗结束后至少 3 个月
灭活流感疫苗	化疗结束后至少 3～4 周且中性粒细胞和淋巴细胞计数超过 $1 \times 10^9/L$ 抗 B 淋巴细胞抗体治疗后至少 6 个月
B 型流感嗜血杆菌疫苗	化疗结束后至少 3 个月
麻腮风疫苗（减毒）	化疗结束后至少 6 个月 抗 B 淋巴细胞抗体治疗后至少 12 个月
水痘疫苗（减毒）	化疗结束后至少 3 个月 抗 B 淋巴细胞抗体治疗后至少 12 个月
肺炎球菌疫苗	化疗结束后至少 3～6 个月 抗 B 淋巴细胞抗体治疗后至少 6 个月
百白破疫苗	化疗结束后至少 3 个月
灭活脊髓灰质炎疫苗	化疗结束后至少 3 个月

（张兰华）

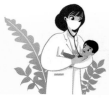

骨髓相关问题

1.什么是骨髓?

骨髓是一种人体健康造血组织,位于身体的许多骨骼内。正常人骨髓占体重的 3.4%～5.9%,骨髓分为红髓(造血髓)和黄髓(脂肪髓)。红髓中含有大量造血干细胞而呈深红色;黄髓多为脂肪组织,不具备造血功能。

2.什么是骨髓正常造血?

骨髓是人体内制造血细胞的工厂,能生成各类血细胞的造血干细胞,这些干细胞再通过分化生成各类功能性血细胞,如白细胞、红细胞、血小板等,释放到外周血液中,执行各种"任务",直至衰老凋亡。这是一个动态平衡的过程。

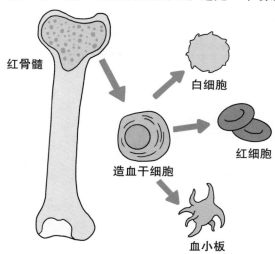

红骨髓

白细胞

造血干细胞

红细胞

血小板

3.什么是骨髓穿刺? 骨髓穿刺对人体有害吗?

骨髓穿刺是应用骨髓穿刺针,把骨髓中的各种造血细胞抽吸出来,然后通过染色,在显微镜下进行细胞形态观察。同时还可以对骨髓中的各种细胞做免疫学、分子生物学、细胞遗传学等检查。对血液病患儿来说,骨髓穿刺检查是最基本、最重要的检查。根据骨髓象、血象(血液常规检查)结果,结合临床表现及体征,可对一些血液病作出确定诊断。

很多人觉得骨髓穿刺是件很恐怖的事情,其实不然。骨髓穿刺的方法很简单,穿刺部位一般是在髂前(或后)上棘、棘突或胸骨,新生儿可选择胫骨。局部注射少量麻药,用骨髓穿刺针抽取一小滴骨髓组织就可以。抽出骨髓不妨碍起床活动。有的患者觉得骨髓穿刺会损伤"元气",这也是一种误解。正常人的骨髓造血组织平均重 2600 克,每次骨髓穿刺抽取量仅 0.2～0.3 克,加之骨髓是人体再生能力很强的组织,抽了以后会很快生成,因此对患者健康没有任何损伤,也不会引起"元气"损伤。

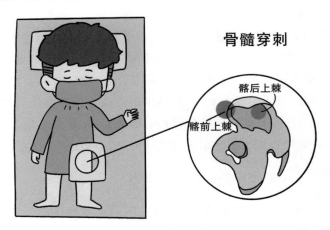

4.什么是骨髓活检？骨髓活检与骨髓穿刺有什么区别？

骨髓活检也是一种了解骨髓象的方法,能够更细致、更全面地对骨髓进行检查,弥补了骨髓穿刺的不足。它是用一根特制的穿刺针取一小块 0.5～1.0 厘米长的圆柱形骨髓组织来做病理学检查。

骨髓穿刺进行"点"的评估,对象主要是液体形状的骨髓;而骨髓活检进行"面"的评估,对象则是固体形状的骨髓组织。因此,骨髓活检与骨髓穿刺可以相辅相成,可提高多系统造血细胞减少的诊断准确性。

5.在什么情况下可以做骨髓穿刺检查？

骨髓穿刺检查是检查血液病的常用方法,主要适应证如下:

（1）评估不明原因贫血、白细胞减少、血小板减少或全血细胞减少。

（2）评估不明原因发热，或疑似分枝杆菌、真菌、寄生虫感染或肉芽肿性疾病。

（3）评估不明原因的脾大。

（4）评估外周血细胞计数升高（如红细胞增多、血小板增多、白细胞增多）。

（5）诊断与评估浆细胞病和白血病。

（6）评估铁代谢和铁储存。

（7）评估疑似沉积病和贮积病，如淀粉样变性、戈谢（Gaucher）病。

（8）评估新生儿疑似染色体疾病。

（9）证实潜在的同种异基因造血干细胞移植供者的骨髓正常。

6.骨髓移植对捐献者身体有害吗?

通俗来讲，骨髓移植其实就是造血干细胞移植，造血干细胞主要有三种来源，即骨髓、外周血（尤其是动员后）及脐血。骨髓有强大的细胞生成能力，在身体需要时，造血能力更强。选择骨髓来源还是外周血来源的造血干细胞是医生根据患者的病情来决定的。无论哪种来源的造血干细胞，都会经历分化、凋亡等细胞过程，因此，对于捐献者来说，捐献出的造血干细胞会随着骨髓造血重新恢复正常，不会产生不良影响。就如同我们献血一样，献血之后应注意休息、适当补充营养，丢失的造血干细胞很快就能补回来，不必过于担心。

7.捐献造血干细胞是抽血还是抽骨髓?

抽血和抽骨髓都可以捐献造血干细胞，不同来源的造血干细胞略有差别，临床问题、供受者整体健康状况、感染性疾病病史、移植中心的临床方法等因素在决定来源选择上具有重要意义。捐献外周血造血干细胞时的抽血不是传统意义上的抽血，而是通过血细胞分离机进行外周血干细胞采集。正常情况下，外周血干细胞存在于骨髓中，与周围的骨髓基质细胞、成骨细胞等紧密连接，而在外周血中的含量极低，经过处理才能够获得足够数量的外周血干细胞，使造血干细胞从骨髓释放到外周血的过程称为动员，通过血细胞分离采集技术就可以获得满足临床应用的外周血干细胞。

（李娓娜）

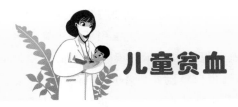

儿童贫血

1.儿童贫血可以有哪些临床表现？

儿童贫血以皮肤、黏膜苍白为重要表现,会出现面部、耳轮、手掌、眼睑黏膜、口腔黏膜及甲床等不同程度苍白。需要注意的是,有一部分慢性溶血或者巨幼细胞性贫血患儿,皮肤会呈现苍黄色或蜡黄色。

贫血发生时间较长的患儿,可伴随易疲乏、毛发干枯、营养低下、头发细黄而无光泽,有时呈现绒毛状,指(趾)甲有时出现菲薄、脆弱,严重者指(趾)甲扁平甚至呈匙形反甲,有的伴体格发育迟缓等情况。

身体其他器官系统也会出现相应变化,可出现呼吸加速、心率加快;会伴随食欲减退、恶心、腹胀或便秘等;还可以出现精神不振、嗜睡、烦躁不安、注意力不集中、情绪易激动、智力减退等表现,有的年长儿可有头痛、眩晕、眼前有黑点或耳鸣等。

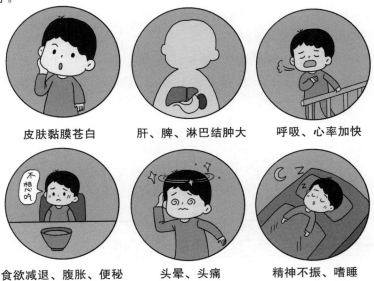

皮肤黏膜苍白　　　肝、脾、淋巴结肿大　　　呼吸、心率加快

食欲减退、腹胀、便秘　　　头晕、头痛　　　精神不振、嗜睡

2.贫血是如何诊断的？

贫血的诊断除了参考临床表现,还要借助于血常规检查,外周血中单位容积内的红细胞数、血红蛋白量或红细胞压积低于正常值考虑存在贫血。但是,需要注意的是,医院血常规结果出示的参考标准值是根据成人设定的,婴儿和儿童的红细胞数和血红蛋白量随年龄不同而有变化,因此,家长们了解儿童贫血的诊断必须参考不同年龄的正常值。根据世界卫生组织的资料,血红蛋白的正常值低限在 6~59 个月者为 110 g/L,5~11 岁者为 115 g/L,12~14 岁者为 120 g/L,海拔每升高 1000 米,血红蛋白上升 4‰,低于此值者为贫血。6 个月以下的婴儿由于生理性贫血等因素,血红蛋白值变化较大,目前尚无统一标准。我国小儿血液学组(1989 年)暂定:血红蛋白在新生儿期小于 145 g/L,1~4 个月小于 90 g/L,4~6 个月小于 100 g/L 者为贫血。

根据血常规确定儿童是否存在贫血比较简单,但贫血不是一个独立的疾病,可能是某些特殊疾病的重要临床表现,因此一旦确定贫血,必须要查明原因。临床医生需要综合病史、体格检查、化验检查结果、贫血的程度以及可能的病因,才能作出明确诊断。

3.儿童贫血有哪些常见的病因及疾病？

儿童贫血较为常见,造成贫血的原因有很多,主要包括红细胞生成减少或血红蛋白合成不足导致的贫血、红细胞破坏过多引起的溶血性贫血,以及失血过多导致的失血性贫血,具体见以下三方面:

(1)红细胞和血红蛋白生成不足

1)造血原料缺乏:常见铁缺乏(缺铁性贫血)、维生素 B_{12} 和叶酸缺乏(巨幼红细胞性贫血)、维生素 A 缺乏、维生素 B_6 缺乏、铜缺乏、维生素 C 缺乏、蛋白质缺乏等。

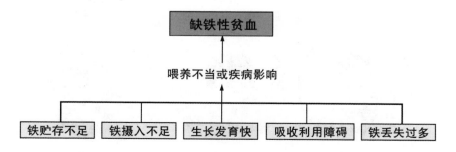

2）骨髓造血功能障碍：如再生障碍性贫血、单纯红细胞再生障碍性贫血。

3）感染性贫血及炎症性贫血：如流感嗜血杆菌、金黄色葡萄球菌、链球菌等感染。

4）其他：慢性肾病所致贫血、铅中毒所致贫血、癌症性贫血等。

（2）红细胞破坏过多（溶血性贫血）：可由红细胞自身异常或红细胞外在因素引起。

1）红细胞自身存在异常：①红细胞膜结构缺陷：如遗传性球形红细胞增多症、遗传性椭圆形红细胞增多症、棘形红细胞增多、阵发性睡眠性血红蛋白尿等。②红细胞酶缺乏：如葡萄糖-6-磷酸脱氢酶（G-6-PD）缺乏、丙酮酸激酶（PK）缺乏等。③血红蛋白合成或结构异常：如地中海贫血、血红蛋白病等。

2）红细胞外在因素：①免疫因素：体内存在破坏红细胞的抗体，如新生儿溶血症、自身免疫性溶血性贫血、药物所致的免疫性溶血性贫血等。②非免疫因素：如感染、物理因素、化学因素、毒素、脾功能亢进等。

（3）红细胞丢失过多（失血性贫血）：包括急性失血和慢性失血引起的贫血。

4.怎样预防营养性贫血？

首先，母亲需要保证孕期到产后的营养补充：在怀孕期间要注意营养均衡，尤其是孕后期，要多吃富含铁的食物，孕母如果有贫血，必须及时纠正，及时就医，规范补充叶酸、铁剂等，减少孩子患营养性贫血的风险。

其次，婴幼儿期要注意合理喂养。提倡母乳喂养，有条件者建议母乳喂养到宝宝2岁。婴幼儿时期是孩子长得最快的时期，无论是母乳还是人工喂养的婴儿，均应及时添加含铁丰富且铁吸收率高的辅助食品。

最后，需要养成良好的饮食习惯。应至儿童保健科定期体检，尤其是6个月至2岁，以及青春发育期是缺铁性贫血发病的高峰期，应及时接受医生的专业指导，避免发生贫血；对已有营养性贫血的孩子，做到早发现、早治疗。

5.如何治疗缺铁性贫血？

要治疗缺铁性贫血，除了找到病因，积极去除病因，加强饮食调整和均衡营养外，还要补充铁剂。目前，市场上有许多口服铁剂可供选择，但是具体每次吃多少，每天吃几次，都需要按照孩子的体重来计算，建议在医生指导下用药。

那么，什么时候服用铁剂最好呢？建议在两顿饭之间服用，如饭前30~45分钟或饭后2小时，这样既可以减少对胃黏膜的刺激，又利于吸收。每日服药

2~3次,从小剂量开始,如无不良反应,可在数日内加至足量。在服用铁剂的同时,最好服用维生素 C 促进铁吸收。牛奶含磷量较高,可影响铁的吸收,因此铁剂和牛奶不能同服。

口服铁剂可能引起一些不良反应,如恶心、胃痛、腹痛、黑便、轻度腹泻或便秘等,如果孩子反应强烈,可以减至半量服用,等上述不适消失后,再加至常用量或者在医生指导下调整用量或用法。并且,用药期间要注意及时复诊,以便医生根据用药和恢复情况判断治疗的效果,以及是否需要调整诊治。一般患儿无须输血。

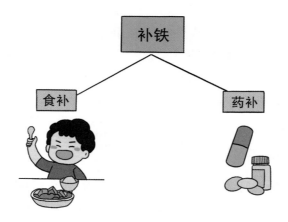

6.如何治疗巨幼红细胞性贫血?

营养性巨幼红细胞性贫血是一种大细胞性贫血,由于营养不足,导致体内缺乏维生素 B_{12} 和(或)叶酸而引起。如果患儿及早接受规范治疗,效果通常较好。

首先应去除病因,注意营养,加强护理,防治感染。对于维生素 B_{12} 缺乏的婴幼儿,应多给予动物性食物,如肉泥、肝泥、海产品、禽蛋等。对于叶酸缺乏的婴幼儿,多给予绿叶蔬菜、水果、谷类、肝泥等。对于羊奶喂养的婴儿,尤其要注意及时添加上述食物。

除了上述饮食调整外,还要在医生指导下进行适当药物治疗。维生素 B_{12} 缺乏者可以肌内注射维生素 B_{12},叶酸缺乏者口服叶酸片治疗等。除极重的病例外,不需要输血。

7.什么是再生障碍性贫血?

再生障碍性贫血(AA)简称"再障",是一种骨髓衰竭性疾病,简单讲就是骨髓不能造血。其主要特征是骨髓造血细胞增生低下及外周血全血细胞减少,临床上以贫血、出血和感染为主要临床表现。如果孩子血常规出现白细胞、红细胞、血小板均减少的情况,一定要警惕是否存在再障,及时到医院就诊,完善检查,明确病因。

再生障碍性贫血

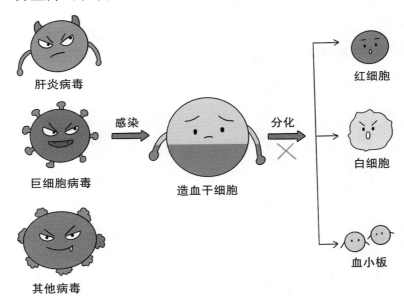

8.再障有哪些表现呢?

再障的患儿在临床上主要表现为贫血、出血、感染等血细胞减少的相应临床特征。

(1)贫血:可表现为面色苍白、疲倦乏力,严重贫血时可出现心慌、头晕、恶心等症状。

(2)出血:可表现为鼻出血、皮肤多发出血点或大片瘀斑等,严重的出血可表现为颅内出血、呕血、便血、咯血等,危及患儿生命。

(3)感染:多表现为发热,多见上、下呼吸道感染,尤其是肺部感染,其次是口腔及泌尿系感染等,严重感染可引起脓毒血症、脓毒性休克或败血症等。

9.为什么会得再生障碍性贫血?

目前临床研究表明,大多数再障发生的原因是不明确的,可分为先天原因和后天原因两大类。先天性再障与个体遗传因素有关,尤其是年龄较小的孩子,常规情况下,骨髓增生状态非常活跃,如果出现血细胞减少、骨髓增生低下的情况,需排除基因异常等先天因素导致的干细胞异常。而后天出现的再障,其常见原因可分为以下几种:①药物因素,如最常见的氯霉素、抗肿瘤药、部分解热镇痛药等;②化学因素,如苯、甲醛、有机磷杀虫剂等;③物理因素,如各种电离辐射(X射线)等,如果长时间过度接触,可诱发再障;④病毒感染因素,如肝炎病毒、EB病毒、流感病毒等均可诱发再生障碍性贫血。

先天性再生障碍性贫血

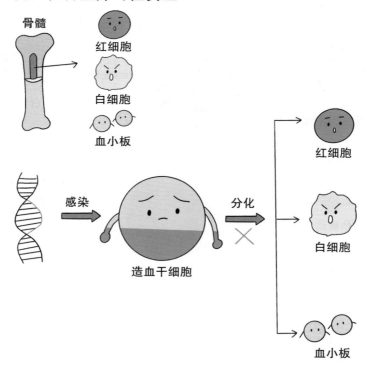

10.如何治疗再生障碍性贫血?

对于确诊再生障碍性贫血的患儿,医生会根据患儿相关的检查结果将其分为不同类型,即轻型、重型、极重型,不同类型再障的治疗选择不同,个体差异也比较大。治疗主要包括一般治疗、药物治疗以及骨髓移植等。

一般治疗主要包括预防或控制感染,对症输血,如贫血时输注红细胞,血小板减少时输注血小板等。药物治疗或骨髓移植治疗主要针对重型及极重型再障,这类患儿首选造血干细胞移植,为目前重型或极重型再障唯一的根治疗法。对于因各种原因无法移植的患儿,可选择标准免疫抑制治疗,慢性再障患儿也可配合中医药调节治疗。

11.什么是蚕豆病?

蚕豆病在某些地区也称为"胡豆黄",其医学名称是红细胞葡萄糖-6-磷酸脱氢酶缺乏症,是一种遗传性酶缺陷性疾病。这类患者常在食用干鲜蚕豆及其制品或一些强氧化制剂后出现急性溶血,故而得名。蚕豆病在我们周围并不罕见,在我国,它的分布呈南高北低趋势,如广东、广西、四川、湖南、海南、云南、贵州等地区的人群患病率较高。不过,随着人口流动增加,患病率较低的地区也有升高趋势。

12.蚕豆病的病因是什么?

蚕豆病的根本病因是红细胞葡萄糖-6-磷酸脱氢酶(简称 G-6-PD)基因突变,是一种遗传性溶血病,男性发病多于女性。蚕豆病宝宝由于红细胞膜 G-6-PD缺陷,当进食蚕豆或蚕豆类制品后会发生急性溶血。

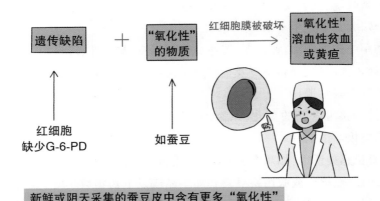

蚕豆病 又叫"葡萄糖-6-磷酸脱氢酶(G-6-PD)缺乏症"

遗传缺陷 + "氧化性"的物质 →(红细胞膜被破坏)"氧化性"溶血性贫血或黄疸

红细胞缺少G-6-PD　　如蚕豆

新鲜或阴天采集的蚕豆皮中含有更多"氧化性"物质,因此比干蚕豆更易致病

13.蚕豆病宝宝都有哪些临床表现?

蚕豆病宝宝发病时多出现急性发作性溶血,临床表现为全身不适、乏力、畏

寒、发热、头晕、头痛、恶心、呕吐、腹痛、腰痛等,甚至出现皮肤和巩膜黄染、血红蛋白尿(呈浓茶色甚至酱油色)、贫血等,严重者可在短期内出现溶血危象、急性肾衰竭,危及生命。一般病例在去除诱因后溶血多表现为自限性,时间一般持续 1~2 天,最长可持续 10 天。

14.如何治疗蚕豆病溶血?

当蚕豆病宝宝无溶血发作时,无须特殊治疗;患儿在生活中应当尽量注意避免接触蚕豆或蚕豆类制品及相关氧化剂,一旦接触或服用蚕豆及其加工品或禁用药物后数小时、数天内出现发热、面黄、苍白,尿呈黄褐色、茶样或酱油样等症状,属急性溶血反应,需立即去除诱因,并立即到医院急诊科就诊。

15.蚕豆病宝宝平时生活中需要注意什么?

蚕豆病虽然目前尚无法通过药物彻底治愈,但家长不必过于焦虑,可以通过在平时生活中避免食用蚕豆及其加工品,避免服用或接触某些氧化类药物或化学试剂、生活用品等加以预防,具体可以参考如下注意事项:

(1)用药注意事项

1)禁用某些具有氧化特性的药物,此类药物包括解热镇痛药(对乙酰氨基酚、阿司匹林、安替比林等)、磺胺类药物(如磺胺嘧啶、SMZ、SMZ-TMP、磺胺吡啶等)、硝基呋喃类(如呋喃旦啶、呋喃唑酮等)、抗疟药(如伯氨喹、奎宁等)、砜类、萘苯胺、大剂量维生素 K 及丙磺舒等。

2)禁用中药类药物:如银花、黄芩、黄连、牛黄、蜡梅花、珍珠粉、穿心莲等。

(2)禁止食用的食品:蚕豆及蚕豆加工品(另外,应避免在蚕豆开花、结果或收获的季节去蚕豆地)。

(3)禁止接触含萘的臭丸、樟脑、冬青油,含有牛黄的跌打酒、蓝汞药水、紫药水等苯类化学试剂。

(4)避免感染诱因:如病毒性肝炎、流感、肺炎、伤寒、腮腺炎等。

(5)凡接触、感染或服用蚕豆及其加工品或以上药物数小时、数天内出现发热、面黄、苍白,茶样尿或酱油色尿等症状,属急性溶血反应,应立即到医院急诊科就诊。

(李秀云)

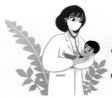

儿童最常见的出血性疾病
——免疫性血小板减少症

1.儿童免疫性血小板减少症的病因是什么？

免疫性血小板减少症（ITP）是儿童时期最常见的出血性疾病，主要临床特点是外周血单纯血小板减少，是一种良性血液系统疾病。但由于生活中家长往往关注的都是类似儿童白血病这样的恶性血液病，对出血性疾病通常充满焦虑和担忧，因此本章将对 ITP 进行较为详尽的介绍，以便家长对该病进行充分了解。

多重因素导致免疫细胞或分子产生异常反应，导致血小板破坏增多或生成不足，是 ITP 的核心发病机制。儿童时期的 ITP 通常急性起病，相当比例的患儿可追溯到前驱感染或疫苗接种史，也有部分患儿无明确相关病史。此外，巨核细胞、脾脏、雌激素等其他因素也在 ITP 的发生中起到一定作用。总而言之，ITP 为多重因素作用下的自身免疫失调性疾病。因此，免疫功能的调整应在药物治疗的同时进行，应得到充分关注。

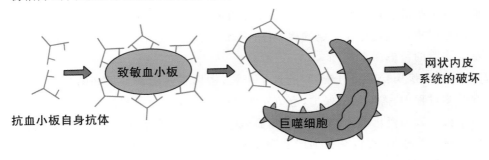

致敏血小板　　　　　　　　　　　　　　　　　　网状内皮系统的破坏

抗血小板自身抗体　　　　　　　　　　巨噬细胞

2.是否所有 ITP 都需要治疗？

临床上，家长朋友往往会过度关注孩子血小板的数目，而目前的诊疗指南建议：ITP 患儿出血表现和生活是否受到疾病干扰才是决定 ITP 儿童是否需要治疗的主要因素,而血小板计数则作为治疗决策的次要考虑因素。

要解决这个问题,首先要判断出血程度。判断孩子出血表现的危险度后再决定要不要治疗以及选择什么样的治疗。

ITP 患儿出血分级及对应的出血程度

出血分级	出血程度
0 级	无出血
1 级	轻微、微量出血:有少量瘀点(≤100 个)和(或)小于等于 5 个小瘀斑(直径≤3 厘米),无黏膜出血
2 级	轻度、少量出血:有较多瘀点(>100 个)和(或)超过 5 个大瘀斑(直径>3 厘米),无黏膜出血
3 级	中度、中量出血:有明显的黏膜出血,影响生活
4 级	重度、严重出血:黏膜出血导致血红蛋白下降幅度超过 20 克/升,或怀疑有内脏出血

如果简单判断的话,就是皮肤是否有很多或者较为密布的出血点,黏膜出血包括鼻黏膜出血或者牙龈出血较皮肤出血更应受到重视。但需要说明的是,鼻黏膜往往可以因为空气干燥、维生素相对缺乏导致血管脆性增加等因素发生,所以很多时候血小板数目并没有减少,因此也不应过度担忧容易止血的鼻出血。

按照最新指南建议,无论是新诊断 ITP,还是持续性、慢性 ITP 患儿,当存在 0~2 级出血且生活没有受到疾病干扰时,建议观察随访,不要过度焦虑。出血表现和生活质量是治疗应该最先考虑的重点,但也有证据显示,血小板计数与出血严重程度也存在一定的相关性,因此血小板计数$<20\times10^9$/升也被列入治疗决策的考虑因素。

对于"疾病受累相对较轻"的孩子来说,密切观察随访是最好的处理方法。在监测过程中,需要加强保护,避免外伤、感染,以减少出血风险;定期复查患儿血小板计数和变化趋势,及时评估出血风险。当血小板计数$<20\times10^9$/L 时,考虑出血风险增加,可以在更加严密观察随访(包括增加血小板计数检测及临床出血频率监测)的同时开始规范治疗。

3.ITP 会发展为慢性吗?

根据儿童 ITP 的最新指南,ITP 根据病程可分为以下三种类型:①新诊断

ITP:病程小于 3 个月。②持续性 ITP:病程为 3～12 个月。③慢性 ITP:病程超过 12 个月。尽管大部分儿童 ITP 呈现为急性/持续性病程,血小板通常在 12 个月内恢复正常,但仍有部分(20％～25％)患儿对一线治疗反应不佳,血小板减少持续时间超过 1 年,最终发展为慢性 ITP,症状若持续久,治疗难度增加,生活质量会明显降低。

有研究发现,儿童时期发生 ITP 的患者中,女性、起病年龄大、无前驱感染或疫苗接种史、初诊时血小板计数偏高、抗核抗体阳性、起病时伴有黏膜明显出血等被认为是可能发展为慢性 ITP 的危险因素,但目前仍缺乏更多的临床数据支持。从家长角度来看,改善孩子的免疫状态,纠正生活中不合理的习惯,如户外活动少、电子产品应用过多、不健康的饮食结构、睡眠不足等都有利于儿童,尤其是青少年 ITP 的疾病改善。

4.ITP 有哪些主要的治疗方法?

对于 ITP 的治疗,很多家长认为,血小板数值一天不恢复正常,病就一直不好。实际上,血小板数值达到安全水平应该是很多孩子在很长一段时间内的治疗目标。由于儿童免疫功能还不十分健全,随着年龄的增长,儿童原发性 ITP 会有一定的自限性,如果出血症状不明显,则不必过于焦虑。过度治疗不仅不能控制病情,反而会增加并发症的发生率。

ITP 治疗的目标是让血小板计数达到安全水平,并尽可能避免出血事件的发生。ITP 的治疗遵循个体化原则,在治疗不良反应最小化的基础上提升血小板计数至安全水平,减少出血事件,改善患者生活质量。ITP 的一线治疗包括糖皮质激素和(或)静脉用免疫球蛋白(IVIG),糖皮质激素主要包括泼尼松、地塞米松及甲泼尼龙等。二线治疗包括促血小板生成类药物、利妥昔单抗或脾切除术中的一种或多种。当一线治疗对 ITP 患儿无效时,首选促血小板生成类药物,次选利妥昔单抗。促血小板生成类药物包括重组人促血小板生成素(rhTPO)、促血小板生成素受体激动剂(TRAs)。TRAs 包括艾曲波帕、海曲波帕、阿伐曲波帕等。脾切除术的使用越来越少。发生严重出血、血小板极低时,可输注血小板用于紧急治疗,但由于部分 ITP 患者体内存在抗血小板抗体,血小板输注后很快被破坏,寿命短暂。因此,输血小板不能作为治疗 ITP 的有效措施。

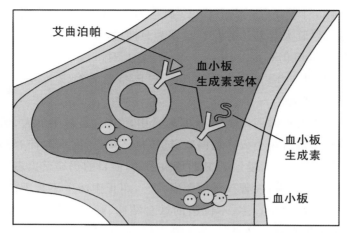

艾曲泊帕作为血小板生成素（TPO）受体激动剂通过作用于TPO受体促进血小板生成

5.激素治疗对患儿有什么影响,应如何应对?

使用低剂量糖皮质激素治疗通常不会导致不良反应,但是大剂量或长时间使用糖皮质激素可能会导致严重不良反应。

(1)对生长发育的影响:长期大剂量使用激素会引起脂肪及水盐代谢紊乱,患儿可表现为向心性肥胖、满月脸、水牛肩、四肢纤细、痤疮、多毛等体征。

建议:一般停药后症状可消失,无须特殊处理,建议家长有意识地控制孩子的进食量,少食多餐、健康饮食搭配,避免暴饮暴食,同时可适当锻炼以控制体重,提高免疫力,对自身疾病的控制也有好处。

(2)增加感染概率:糖皮质激素可抑制机体的免疫功能,长期使用可使机体防御能力降低,容易诱发感染或导致原有感染病灶扩散。

建议:用药期间注意观察孩子有无感染征象(如发热、咳嗽、腹泻等),如有异常,应及时就诊;定期监测血常规、C反应蛋白等指标;日常生活中需佩戴口罩、注意个人卫生,适当锻炼,增强自身抵抗力。

(3)骨质疏松:继发性骨质疏松症是糖皮质激素治疗最严重的并发症之一,症状隐匿且不典型,主要表现为腰酸背痛、乏力、肢体抽搐或活动困难,严重时出现骨痛,甚至骨折。

建议:凡是长期(大于3个月)使用激素治疗的患儿,均需定期(半年左右)监测骨密度,进行适量的体育活动,同时遵医嘱补充钙剂及维生素D。

(4)股骨头坏死:糖皮质激素是非创伤性骨坏死的主要原因。疼痛是患者的主要症状,其部位在腹股沟部,并向大腿内侧和膝关节放射,有的在臀部疼痛。疼痛在活动时加重,休息时减轻。也有部分患者早期症状不明显。

建议:当患儿短期使用大量激素冲击治疗时,应警惕本病的发生。尤其出现髋、膝关节疼痛的症状时,应及时行关节影像学等检查,以便早期诊断和干预,也可以在进行大剂量激素冲击治疗前行药物基因检测,对于股骨头坏死风险高的患儿,应酌情调整激素用量。

(5)精神行为异常:糖皮质激素可提高中枢神经系统兴奋性,表现为欣快、激动、焦躁、失眠、情感改变,严重时可诱发精神病和癫痫发作。

建议:一旦患儿出现精神症状,应及时于医院就诊,遵医嘱调整用药,在家时对孩子加强心理疏导及监护,在病情允许的情况下可进行适当户外运动,保持患儿心情舒畅。

(6)消化道溃疡、出血:糖皮质激素会刺激胃酸和蛋白酶分泌,并抑制胃黏液分泌,降低胃黏膜的抵抗力,诱发或加重消化道溃疡及出血,与其他有胃刺激作用的药物(如阿司匹林等)联用时更易发生。

建议:有消化道溃疡病史患儿慎用或忌用该药;不与非甾体消炎药联用,治疗期间应注意观察孩子胃肠道症状及体征(如腹痛、腹泻、便血等),如有异常,应及时就诊。

(7)血糖、血压影响:糖皮质激素可抑制外周组织对葡萄糖的摄取和利用,促进糖原异生,拮抗胰岛素,从而导致糖代谢紊乱。原本血糖正常的患儿有可能出现糖代谢紊乱,称为类固醇性糖尿病。使用糖皮质激素可引起水钠潴留,并使血管壁对血管紧张素和儿茶酚胺的反应性增强,从而导致血压升高。

建议:治疗期间适当控制患儿糖、淀粉类食物摄入,可监测患儿血糖及血压,并根据血糖和血压检查结果,遵医嘱酌情调整激素用量或加用降糖、降压药物。

(8)撤药综合征:长期大剂量使用该药会抑制下丘脑-垂体-肾上腺轴,除导致肾上腺皮质功能不全外,骤然停药或快速减量可能会导致肾上腺皮质功能减低危象,如出现高热、恶心呕吐、神志淡漠、萎靡或躁动不安、谵妄,甚至昏迷等症状。

建议:激素的减量一般应遵循"先快后慢""先大后小"的原则,遵医嘱调整激素用量,不要私自调整用药。

激素可能导致的不良反应

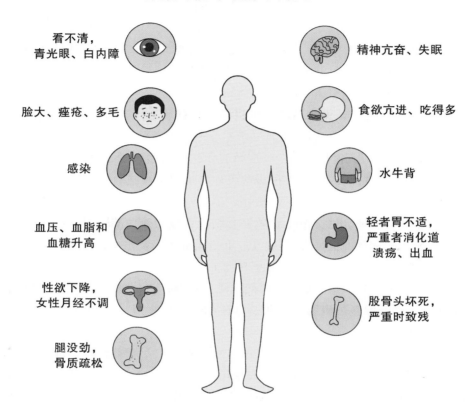

看不清，青光眼、白内障

精神亢奋、失眠

脸大、痤疮、多毛

食欲亢进、吃得多

感染

水牛背

血压、血脂和血糖升高

轻者胃不适，严重者消化道溃疡、出血

性欲下降，女性月经不调

股骨头坏死，严重时致残

腿没劲，骨质疏松

6.有哪些治疗难治性 ITP 的新药？

对于新诊断的 ITP 患儿，优先选择短疗程、常规剂量糖皮质激素，在紧急情况下可选择丙种球蛋白进行紧急处理，然而，不是所有患儿都对糖皮质激素反应良好，当患儿病程反复、糖皮质激素减量困难或用药无效时，二线治疗可考虑使用促血小板生成类药物，如重组人血小板生成素、血小板生成素受体激动剂等。

重组人血小板生成素注射液（rh-TPO）：通过直接提高人体血小板生成素水平，直接作用于骨髓造血干细胞，调控血小板生成的各个阶段，从而达到提高患儿体内血小板水平的目的。该注射液的使用需遵循医师的指导，进行皮下注射，治疗后注意观察孩子皮下注射部位有无红肿、皮疹等症状。

血小板生成素受体激动剂（TPO-RAs）：目前，国内这类药物均为口服，包括艾曲泊帕、海曲泊帕、阿伐曲泊帕等,已逐渐获得临床应用。对于不同类型,用药方式(与饭同服或空腹、不可与高钙食物同服等)和不良反应(需监测肝功能等)均有所不同,需在医师指导下进行。同时,获得良好治疗反应后的减量,也应在充分沟通后逐渐进行,不建议随意减停或频繁调整种类,以稳定治疗效果。

其他二线治疗方式还包括利妥昔单抗、脾切除、免疫抑制剂等,一般要充分衡量治疗不良反应与疗效间的关系,做好综合评估。此外,国外研究中有些新的治疗方式,抗甲基化、抗乙酰化等药物也被证明对难治性的 ITP 患者有一定疗效。

7.应如何对 ITP 患儿进行家庭护理?

ITP 儿童的生活会因疾病而受到干扰,如患儿生活质量下降,出现与 ITP 相关的明显疲劳、乏力等不适,患儿及家庭对疾病的过度担心和恐惧。同时,不仅患儿的生活质量下降,患儿及其家长的生活方式也会因疾病而发生明显改变,如不能入托或上学,日常活动受到明显影响,反复就医,监护人无法正常工作等。部分 ITP 儿童病程趋向反复,偶有范围广泛的出血事件发生。再加上部分患儿年龄小,对治疗的配合度较低,增加了治疗的难度。

因此,家庭护理在 ITP 患儿疾病的康复过程中起到重要支持作用,良好的家庭护理可加快患儿疾病的好转,减少家长与患儿双方的心理压力。下文将从饮食护理、出血护理、用药监督、生活方式、心理教育这五个方面对 ITP 患儿的家庭护理来进行简单介绍。

(1)饮食护理:家长应尽可能为患儿提供健康饮食,如高蛋白、高营养、丰富膳食纤维、易消化的食物,减少因为便秘出现的消化道黏膜损伤;同时有助于塑造良好的免疫力,改善免疫紊乱的状态,缩短 ITP 的病程。

(2)出血护理:当家长发现患儿的血小板计数低于 $10 \times 10^9/L$ 时,应帮助患儿避免剧烈运动、哭闹,严密观察患儿生命体征的变化、出血情况、大便情况等,如有异常应及时就医。家长应在患儿出现出血症状时及时发现并进行简单处理,如出血不止,应携患儿及时于医院就诊。例如,当患儿发生鼻出血时,家长可在家中采取用手指捏住患儿两侧鼻翼的方法简单止血,同时可给予局部冷敷,此时如仍不能止血,则携患儿于医院就诊。

(3)用药监督:患儿达到出院条件时,患儿应每 1～2 周前往医院检查血小板计数,定期到专科门诊随访。对仍需口服激素的患儿,家长不可擅自停药,必须坚持遵医嘱帮助患儿口服药物,坚持服药是尽早治愈疾病的关键,漏服药物往往会导致治疗效果差,使患儿病程延长。

(4)生活方式:总体上应该遵守避免患儿发生出血事件的原则。家长应尽量使患儿穿柔软衣物,在清洗皮肤时使用温水,动作轻柔。注意口腔清洁,不使用硬质牙刷,可用软毛牙刷每天清洁两次牙齿及口腔,每次饭后用漱口液漱口,日常生活中应定期帮助患儿剪短指(趾)甲,防止指(趾)甲抓破皮肤。避免激烈运动,防止跌伤、外伤。提高家长及患儿出院后的自我保护意识,以尽量避免出血相关并发症的发生。

(5)心理教育:家长应尽量照顾并安抚患儿情绪,避免发生过度哭闹、不合作等,鼓励患儿积极表达自身情绪,而不是通过哭闹的方式达到自己的诉求。对于年长的患儿,应加强与其交流沟通,保持患儿乐观情绪,树立战胜疾病的信心,鼓励孩子在血小板安全的范围内尽可能正常生活,避免过度焦虑和恐惧影响孩子的身心成长。

不同于成年人,儿童相比较来说对就诊配合能力低、病况描述不清,因而家长所能提供的家庭管理在儿童 ITP 的治疗中起到了至关重要的作用。但是,家长也不必过于紧张,良好家庭管理的形成不在于一朝一夕,需要在医生指导下慢慢摸索,最终找到家长和患儿双方都能获益的生活管理方式。

8.为什么要注重 ITP 患儿及家长的心理疏导?

由于对药物的敏感性不同,并不是所有 ITP 患儿在初始治疗后都能达到预期效果,往往是在不断接受多种治疗后,才能最终找到其敏感的药物,这类患儿治疗效果不佳,血小板计数不能稳定在正常值范围,治疗时间长,会给家长带来严重的担心、紧张、焦虑、抑郁等负面情绪。而这些负面的情绪会对临床依从性产生影响,进而干扰治疗效果。

此时,心理疏导在 ITP 患儿疾病的治疗过程中就起到了十分重要的作用。合适的心理疏导能够引导患儿及其家属以积极的态度和良好的情绪对待疾病,尽可能地减少疾病对生活产生的影响。

相比于急性 ITP 患儿,慢性或难治性 ITP 患儿及其家长更容易产生心理问题。对此类 ITP 患儿来说,其病程往往较为漫长,在不断调整用药的过程中,长期口服糖皮质激素会使身体外观产生明显变化。同时,在长期监测血常规的过程中,血小板数目可能会出现频繁波动,并存在出血风险,这些因素都可以使患儿家长处于一种较长时间的应激状态。因此,采取一定心理疏导措施可帮助

ITP 患儿及家长有效缓解焦虑。

家长可通过寻求个体化心理疏导,使自身在面对疾病的发生变化时有足够的心理准备,尤其是当病情处于平台期、血小板数目无明显改善时,能够较为理智地选择相适宜的治疗手段,而非"病急乱投医",造成不必要的经济负担和精神压力,同时也避免了增加生长发育期儿童的药物不良反应。其实,血小板在安全范围,无出血风险,患儿即可正常生活,无须过分担忧,合理的心理疏导可以指导家长以正确、乐观的态度对待患儿的疾病,积极面对患儿疾病的转归和康复。

因此,积极面对病情,保持良好的心态才能更好地治愈疾病。

（王晓明　张爱军）

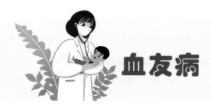

血友病

1.什么是血友病?

家长朋友们如果遇到孩子皮肤、黏膜出血等情况,总是会上网查询出血原因,而常见的一种病因就是血友病。那么,什么是血友病呢?血友病指的是一组遗传性凝血功能障碍性出血性疾病,由凝血因子减少或功能缺陷导致,其共同特征是凝血时间延长,终生具有轻微外伤后出血倾向,重症患者可以在没有明显外伤的情况下发生出血。

世界血友病日(每年的4月17日)

他们如同玻璃般脆弱,哪怕是极细微的碰撞创伤都可能造成出血不止,严重者导致残障,甚至危及生命

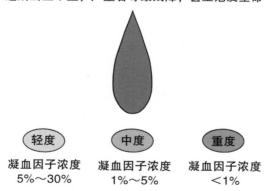

轻度	中度	重度
凝血因子浓度 5%~30%	凝血因子浓度 1%~5%	凝血因子浓度 <1%

2.血友病包括哪几种类型,临床表现如何?

血友病多数与遗传相关,根据凝血因子缺陷的类型,临床上分为血友病(甲)A、血友病(乙)B和血友病(丙)C。血友病 A 为凝血因子Ⅷ异常,是 X 连锁隐性遗传性疾病;血友病 B 为凝血因子Ⅸ异常,亦为性联隐性遗传,其发病数量较血友病 A 少,血友病 B 患者的出血症状多数较轻。而血友病 C 为凝血因子XI异常,为常染色体不完全隐性遗传,男女均可患病,是一种罕见的血友病。在我国,血友病 A 约占 80%,血友病 B 约占 15%。其共同特点为终生在轻微损伤后发生长时间出血。出血症状的轻重及发病的早晚与凝血因子的活性水平相关,血友病 A 和血友病 B 大多在 2 岁前即可表现出临床症状,亦有少数可在新生儿期即发病。血友病的临床表现有:

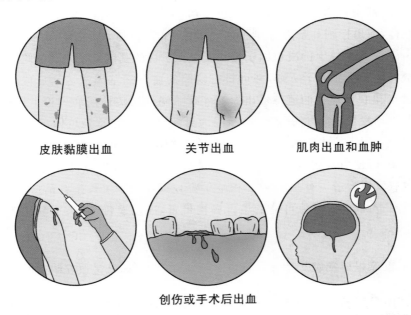

皮肤黏膜出血　　　　关节出血　　　　肌肉出血和血肿

创伤或手术后出血

　(1)皮肤黏膜出血:皮下组织以及口腔、齿龈黏膜易于受伤,为出血好发部位,幼儿也常见头部碰撞后出血和血肿。

　(2)关节出血:是特征性表现,而且常为自发性,多见于膝关节,其次为踝关节、髋关节、肘关节、肩关节等。关节出血局部表现为肿胀、压痛、活动受限,出血停止,血肿吸收后关节活动可恢复,反复的关节出血血肿吸收不全可致滑膜炎、永久性关节破坏、关节变形,最终致活动受限。

　(3)肌肉出血和血肿:多发生在创伤或活动过久后,多见于用力的肌肉部分。肌肉出血和血肿可发生于任何部位,引起腰大肌出血、腹膜后血肿、臀大肌出血、四肢肌肉出血等,引起局部的红、肿、热、痛。

　(4)创伤或手术后出血:不同程度的创伤、小手术,如拔牙、扁桃体摘除、脓肿切开、肌内注射或针灸等,均可引起严重的出血。

（5）其他部位出血：如鼻出血、咯血、黑便、血便和血尿等；也可发生颅内出血，是最常见的致死原因之一。

3.血友病家族史家长生育前需要知道什么？

血友病多数与遗传相关，家长朋友很关心的一点是临床症状是如何出现的，首先需要了解遗传规律。人的性别由两条染色体决定，一条来自父亲，一条来自母亲，性染色体有两种，即 X 染色体和 Y 染色体。女性的两条染色体均为 X 染色体，而男性则一条为 X 染色体，一条为 Y 染色体。血友病 A 和血友病 B 则是由于 X 染色体上的凝血因子Ⅷ或凝血因子Ⅸ的基因存在先天缺陷，不能正常合成相应的凝血因子所致，并可将有缺陷的血友病基因遗传给后代，故是一种通过 X 染色体遗传的遗传性出血性疾病。隐性遗传性疾病理论上需要一对等位基因均发生缺陷才可能致病，但因为男性只有一条 X 染色体，当此 X 染色体上的凝血因子Ⅷ或凝血因子Ⅸ的基因存在缺陷就有可能致病，而该 X 染色体来自母亲，因此血友病 A 和血友病 B 的遗传规律是女性携带，男性发病，纯合子女性也有发病报道。有血友病 A 和血友病 B 家族史的家长生育前应对家族成员进行筛查，以确定其他可能的患者和携带者，通过遗传咨询，了解遗传规律，指导生育。

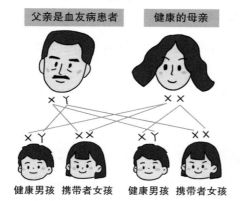

父亲是血友病患者

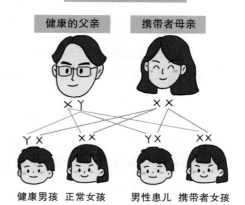

母亲是血友病患者

4.有血友病家族史的家庭中出生的儿童如何早期识别是否患病？

存在血友病家族史家庭中出生的男性儿童如果早期有出血表现，需进一步确诊，进行有关实验室检查，包括筛选试验：血常规和凝血常规，凝血常规异常的患儿则须进一步检测凝血因子活性或基因,有助于确诊血友病。而对于存在血友病家族史的女性,如果有确诊需求,亦可完善上述检查以明确是否为血友病基因携带者,有助于优生优育的指导。

5.血友病患儿应如何进行预防性治疗?

预防性治疗是在血友病 A 患儿出血发生前对其进行有规律的替代治疗以保证血浆中凝血因子长期维持在一定水平,从而减少出血、降低致残率、改善患儿的生活质量。血友病 A 的替代治疗:首选基因重组 FⅧ制剂或者病毒灭活的血源性 FⅧ制剂。血友病 B 的替代治疗:首选基因重组 FⅨ制剂或者病毒灭活的血源性凝血酶原复合物,无条件者可选用冷沉淀或新鲜冰冻血浆。

有以下几种血友病出血预防治疗方式:

(1)临时预防法:目的是应对血友病患儿活动增加或暂时出血风险,如体育课、外出旅行、参加夏令营等。

(2)短期预防法:目的是使较严重的病变组织得到恢复,如在较严重的关节出血、肌肉出血、颅内出血、消化道出血后进行为期 3～6 个月的预防治疗。

(3)长期预防法:长期定期使用凝血因子制品,尽可能减少出血,以保证患儿维持接近正常儿童的健康生活和成长。

其剂量包括标准方案、中剂量方案、小剂量方案等,可在医生指导下进行。

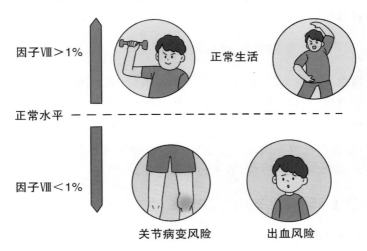

因子Ⅷ＞1%　　正常生活

正常水平

因子Ⅷ＜1%

关节病变风险　　出血风险

6.血友病患儿有哪些日常护理注意事项?

血友病患儿有自发出血的风险,故预防极为重要,应减少碰撞和剧烈运动,有助于减少外伤出血，日常护理应注意口腔卫生，防止龋齿导致出血；尽量避免手术，需手术时应输注缺乏的凝血因子或补充新鲜血浆，术中及术后继续补充缺乏的凝血因子，直至伤口愈合为止；尽可能避免肌内注射和静脉注射，必须肌内注射时，注射后至少按压5分钟。忌用影响血小板功能、扩张血管及损伤胃黏膜的药物，如阿司匹林、保泰松等。

7.血友病患儿可以手术吗?

血友病患儿外科手术的最大风险是手术中止血困难。为保证患儿安全度过围手术期，凝血因子替代是血友病外科围手术期最有效的止血措施，其原则是早期、足量、足疗程。在专业队伍的严密监测下严格做好术前术中和术后的管理，则完全可以手术。

（1）血友病 A：首选基因重组 FⅧ制剂或者病毒灭活的血源性 FⅧ制剂，患儿术前应将 FⅧ活性浓度提高到正常水平的 $60\%\sim100\%$。FⅧ制剂的半衰期为 $8\sim12$ 小时，输注 1 U/kg 的 FⅧ制剂可提高体内 20% 的 FⅧ活性浓度。无条件者可选用冷沉淀或新鲜冰冻血浆。

（2）血友病 B：首选基因重组 FⅨ制剂或者病毒灭活的血源性凝血酶原复合物。患儿术前应将 FⅪ活性浓度提高到正常值的 $60\%\sim80\%$。FⅨ制剂的半衰期为 $18\sim24$ 小时，输注 1 U/kg 的 FⅨ制剂可提高 1% 体内的 FⅪ活性浓度。无条件者可选用新鲜冰冻血浆等。

8.血友病患儿发生急性出血怎么办?

血友病患儿发生急性出血时应给予按需治疗，凝血因子替代治疗仍然是最有效的止血措施，剂量和疗程应根据出血部位和出血严重程度决定，及时到专业的儿童血液科就诊。肌肉和关节出血时及时制动，使出血的肌肉和关节处于休息体位，使用冰块或冷物湿敷可有效减轻血肿及炎性反应。建议每 $4\sim6$ 小时冰敷一次，每次 $5\sim10$ 分钟，直至肿胀和疼痛减轻。

9.凝血因子治疗无效的血友病怎么办?

当患血友病的孩子凝血因子治疗无效时，应考虑血友病抑制物的产生。血友病抑制物将导致血友病患儿出血症状更加难以控制，致命性出血风险增高，降低孩子的生活质量。此时需积极就医，经过检测后确诊，在医生指导下应用免疫耐受诱导治疗。

10.血友病患儿将来可以生育吗?

血友病是随 X 染色体遗传给后代的,可通过遗传咨询,了解遗传规律。男性患儿的 X 染色体携带血友病基因,Y 染色体正常,如与健康女性婚配,所生子女中的男孩会承袭患者的 Y 染色体,均为正常人,而女孩必承袭患儿的 X 染色体,均为血友病携带者。女性携带者如与健康男性婚配,她携带血友病基因的 X 染色体和正常 X 染色体传递给孩子的机会一般来说是对等的。因此,其所生子女中男孩是血友病患者的可能性为 50%,女孩是携带者的可能性也是 50%。

(黄宗宣　陶艳玲)

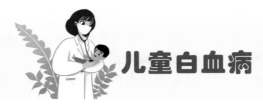

儿童白血病

1.什么是白血病?

白血病就是很多人所说的血癌,是造血系统恶性肿瘤。白血病与胃癌、肺癌等实体瘤不同,实体瘤是在身体某个部位长成瘤块,而白血病是弥散在骨髓、血管中的一个个瘤细胞,因此白血病细胞可以随血液的流动侵犯人体的多个器官,最常见的是肝、脾、淋巴结,也可以侵犯颅内、关节、肺脏等。白血病的主要临床表现为贫血、出血、反复感染及白血病细胞浸润到各组织和器官引起的相应临床症状。白血病是儿童最常见的恶性肿瘤,发病率为 3/10 万～4/10 万。

任何年龄均可发病,但以学龄前期和学龄期小儿多见。急性白血病占小儿白血病的 90％以上,慢性白血病仅占 3％～5％。由于治疗方法不断改进,儿童白血病(尤其是急性淋巴细胞白血病)不再被认为是不治之症。

儿童还有一种先天性白血病,是指新生儿时期(生后 4 周以内)发病的特殊类型白血病。其病因尚不明确,可能与遗传及体质异常有关,常伴有先天畸形。先天性白血病一般病情进展快,病程短,死亡率高,由于患儿年龄小,对化疗耐受力差,往往也对化疗药物不敏感。

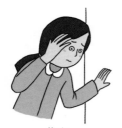

贫血

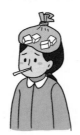

发热

牙龈出血

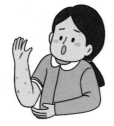

皮肤出血点

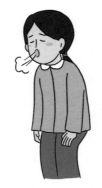

面色苍白、乏力

2.白血病的病因是什么，如何预防？

到目前为止，白血病病因尚不完全明确，可能与以下因素有关：

（1）理化因素：电离辐射、环境污染、致癌药物接触等可引起或诱发白血病。这些因素可能导致造血细胞的 DNA 受到损伤，诱发细胞恶变。

（2）病毒因素：病毒引起白血病的发病机制未明，可能与癌基因有关，如逆转录病毒带有病毒癌基因，与人类癌基因结构相似，这种病毒感染宿主的细胞后，激活了癌基因癌变潜力，可能导致白血病发生。

（3）遗传因素：白血病不是遗传性疾病，但与遗传有一定关系，如在家族中可有多发恶性肿瘤的情况；21-三体综合征等染色体异常患儿，其患白血病的概率比一般小儿明显增高；双胞胎中有一个患白血病，则另一个发病机会明显升高。以上各方面的因素常相互关联，通常是多个因素相互作用的结果。

环境因素因与生活密切相关，故受到大众的广泛关注。其实我们每天都接收到来自太阳、地球的电离辐射，但由于剂量有限，不会致病。人造辐射包括医学常用的 X 线检查、核电站泄漏等，儿童尽量减少不必要的辐射接触。对于家长担心的手机等电子产品的辐射，目前还没有证据证实可以导致恶性肿瘤的发生。装修污染对人体健康的损害不容忽视，有研究证实，家庭过度装修、新购家具中的甲醛等有害物质可以导致白血病的发生。因此，新房装修尽量选择环保材料并充分通风，但无须过分焦虑。

3.白血病主要有哪些症状？

儿童白血病大多起病较急，早期症状有面色苍白、精神不振、乏力、食欲低下等，往往不引起家长重视。白血病的主要表现为发热、贫血、出血和白血病细胞浸润各器官。发热是最常见症状之一，反复不规则发热常为患儿的首发症状，可为高热，也可为低热。由于正常造血功能受到抑制，白血病患儿大多有不同程度的贫血，表现为面色苍白、虚弱无力、活动后气促等，往往呈进行性加重。皮肤出血点、鼻出血在白血病儿童中非常常见，颅内出血往往是白血病致命的原因之一。由于白血病细胞被血循环带到身体的各个器官，因此会出现肝、脾、淋巴结肿大，也可累及颅内、眼眶、关节、睾丸等多个器官，骨和关节被白血病细胞侵犯后可出现骨、关节疼痛。

因此，孩子若出现以下情况，家长要警惕白血病发生：①反复的长时间发热，抗感染治疗无效。②面色苍白、乏力、食欲低下。③反复鼻出血或齿龈出血,皮肤出血点。④淋巴结进行性、无痛性肿大。⑤不明原因的关节肿痛。

4.儿童白血病是如何进行分类和危险度分型的?

为了对儿童白血病实现精准化、个体化治疗,医生要对其进行分类。白血病的分类较为复杂,不同的角度有不同的分类标准,如医生根据白血病细胞起源将其分为淋巴细胞白血病和髓系白血病,根据起病的缓急分为急性白血病和慢性白血病。儿童最常见的白血病是急性淋巴细胞白血病(ALL)。

每种白血病又根据年龄、外周血白细胞数目、有无中枢神经系统白血病、免疫表型、分子生物学等的不同区分危险程度,分为低、中、高危类型,危险度越高,风险越大。医生会根据患儿的不同危险度,选择不同强度的化疗方案,危险度越高,给予的化疗强度越大。危险度不是一成不变的,若初始诱导治疗效果不好,危险度会升级,治疗强度也会随之加大。

5.儿童白血病和成人白血病有不同吗?

儿童白血病与成人白血病相比,在发病率和预后方面有非常大的差别。儿童最为常见的急性淋巴细胞白血病,大部分预后良好,成年人则多数单纯化疗效果不佳,常需要进行造血干细胞移植;急性髓系白血病在儿童发病率低于成人,目前也有较多的靶向药物及免疫治疗在不断探索以提高治疗效果。而成人常见的白血病类型是慢性粒细胞白血病,约为儿童发病率的十倍,目前已通过靶向药物治疗获得了较好的预后;慢性淋巴细胞白血病常发病于老年男性,儿童极其罕见。

6.白血病的诊断需要做哪些检查?

(1)血常规:血常规是判断白血病最基本的筛查,医生往往因发现血常规异常而怀疑白血病存在。白血病患儿外周血白细胞数增高者约占 50%,其余白血病数目正常或减少;除数目异常外,白细胞的分类往往有异常,如淋巴细胞比例异常增高,或由于白血病细胞的存在而不能被分类等。除了白细胞异常外,往往可伴有血红蛋白下降和血小板减少。

(2)骨髓检查:这是确诊和评估疗效的重要依据,通过骨髓检查可进行分型诊断和危险程度评估。

(3)其他检查:因白血病细胞可侵犯多个脏器,为评估病情,需要进行全方位的检查,如肝肾功能、脑脊液检查、胸部 CT、腹部彩超、心电图等。

7.儿童白血病都需要化疗吗?

在恶性肿瘤中,儿童白血病属于对化疗药物较为敏感的疾病,联合化疗是治疗儿童白血病最主要和最基本的治疗手段,但对部分化疗不敏感,或复发的患儿来说,仅依赖化疗是不够的,需要进行靶向药物治疗、造血干细胞移植、生物治疗等。生物治疗包括细胞治疗或免疫治疗。免疫治疗即将成为重要的治疗手段,也是目前研究的热点,自然杀伤细胞治疗对清除白血病微小残留病变的治疗作用、双特异性抗体的治疗已在临床试用,如 CAR-T、CAR-NK 对难治性、复发性 ALL 的治疗也取得了可喜的成效。

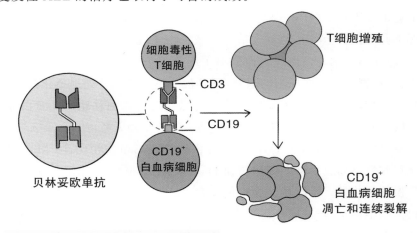

8.什么是白血病微小残留病变?

微小残留病变(minimal residual disease,MRD)指白血病患儿诱导化疗达到临床缓解(complete remission,CR)后体内残留的白血病状态。

白血病患儿初诊时体内的白血病细胞数量为 $10^{12} \sim 10^{13}$,诱导治疗缓解后,常规骨髓形态检查显微镜下已经看不到白血病细胞,但患儿体内的白血病细胞仍有 $10^{4} \sim 10^{8}$。进行微小残留病变检测有非常重要的意义,它可以协助判断疗效,指导治疗方案的调整,并进行预后评估,还可以防止过度治疗。

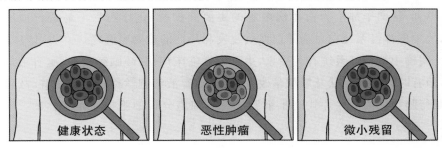

9.为什么儿童白血病完全缓解后还需要继续治疗？

白血病患儿在诱导治疗取得完全缓解（CR）后，体内仍残存 $10^4\sim10^8$ 个白血病细胞，这些残存的白血病细胞是白血病复发的根源，为了达到根治白血病的目的，缓解后需继续进行一系列化疗方案，如早期强化、巩固治疗、延迟强化、维持治疗等。由于血脑屏障的存在，大部分化疗药物不容易透过，白血病细胞容易潜伏在中枢神经系统内，因此定期进行鞘内注射化疗药物成为必需的治疗手段。

10.什么情况下儿童白血病需要造血干细胞移植？

造血干细胞移植（HSCT）是治疗儿童难治、复发白血病的重要手段，但大部分情况下并不是初治患儿的首选治疗方式。由于儿童白血病对化疗相对敏感（尤其是急性淋巴细胞白血病），而造血干细胞移植由于受到干细胞来源、移植后不良反应、费用等诸多原因的限制，所以初治患儿往往首先选择化疗，只针对某些特殊类型白血病及难治复发的白血病患儿进行骨髓移植。儿童白血病造血干细胞移植的指征随着整体治疗技术的不断进步而更新。

儿童急性髓系白血病（AML）与急性淋巴细胞白血病相比，除 M3 型外，大部分化疗效果不如急性淋巴细胞白血病，缓解率低，更多患儿需要借助造血干细胞移植才能获救。慢性粒细胞性白血病进入加速期的患儿应尽早接受异基因造血干细胞移植，若进展至急变期则主张先化疗，待达到第二次慢性期后再考虑造血干细胞移植。异基因造血干细胞移植是唯一能治愈幼年性慢性粒单核细胞性白血病（JMML）的方法。

总之，造血干细胞移植多用于髓系白血病和部分高危急淋患儿，一般在第一次化疗完全缓解后进行，其 5 年无病生存率为 $50\%\sim70\%$。

11.儿童白血病为什么需要进行多次腰穿和鞘注？

白血病源于骨髓，但白血病细胞会随着血液到达全身不同组织和器官，出现临床症状或形成肿瘤，称为髓外白血病，特别是白血病细胞进入中枢神经系统、睾丸，这两个部位为白血病细胞的主要庇护所，化疗药物不易透过血脑屏障，故中枢神经系统白血病是白血病复发和死亡的重要原因之一。

明确中枢神经系统有无受累，主要依靠临床症状、颅脑磁共振、脑脊液细胞学，但有时无任何症状及影像学改变，仅靠脑脊液细胞学检查才能明确，故腰椎穿刺行脑脊液离心涂片找幼稚细胞或流式细胞分析细胞抗原是必须的。鞘内注射是将甲氨蝶呤、地塞米松、阿糖胞苷等化疗药物注入脑脊液,来预防及治疗中枢神经系统白血病,其贯穿于整个化疗过程中。

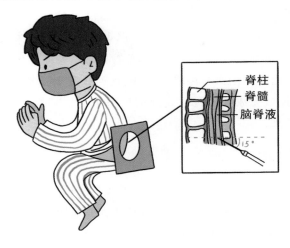

12.儿童白血病化疗期间有哪些常见的并发症?

在儿童白血病的治疗中,应用强烈的化疗方案能使大部分患儿获得长期无病生存,但强烈的化疗后很可能出现各种并发症,这些并发症是下一次化疗延后,甚至治疗失败、导致死亡的重要原因。因此,化疗相关并发症的预防和治疗尤为重要。

肿瘤细胞溶解综合征在初治过程高白细胞的白血病患儿中容易出现,由于治疗后恶性肿瘤细胞大量快速破坏,使细胞内的物质释放到血液,导致体内大量代谢产物聚集,表现为高尿酸血症、高磷血症、高钾血症、低钙血症、低镁血症等,从而出现相应的临床表现。高尿酸血症表现为厌食、乏力、头晕、头痛、少尿,甚至急性肾衰竭。低钙血症表现为肢端麻木、刺痛、面肌及手足痉挛。高钾血症表现为感觉异常、四肢无力、腱反射减弱或消失、呼吸肌麻痹,严重者出现心律失常,甚至意识障碍。

化疗后骨髓抑制非常常见,表现为中性粒细胞缺乏、贫血、血小板减少。当粒细胞缺乏时,免疫功能极度下降,容易合并感染,各种病毒、细菌、真菌均可感染,往往表现为发热,应积极给予经验性抗感染治疗,在病原体明确后进行针对性治疗。血小板减少后容易出血,如皮肤出血点、鼻衄等,最严重时发生颅内出血,贫血者则易出现乏力、精神差、食欲减退等缺氧表现,应及时给予红细胞、血小板输注。

化疗药物可对各个脏器功能造成损害,如消化道反应、肝脏毒性、神经毒性、胰腺炎、神经认知能力损害、生殖系统损害、继发肿瘤、心理异常等。

弥漫性血管内凝血常于白血病初期和严重感染时发生,特别是急性早幼粒细胞性白血病、高白细胞性白血病的早期治疗阶段。

化疗后还可出现毛细血管渗漏综合征、抗利尿激素异常分泌等,引起水肿、低蛋白血症、少尿或无尿等,因此,化疗前后医生会密切检测各项指标的变化,发现问题及时处理。

13.儿童白血病的预后怎么样?

儿童白血病预后整体较好,尤其是儿童最常见的急性淋巴细胞白血病,不再被认为是不治之症。目前,儿童急性淋巴细胞白血病单纯化疗的完全缓解率可达 90% 以上,5 年无病生存率(EFS)达 70%～80%,低危组甚至可达到 90% 以上,70%～90% 的患儿单纯化疗可达到长期无病生存及临床治愈,但仍有 10%～30% 的患儿复发。一旦复发则预后较差,特别是化疗期间早期复发者,生存率不足 5%。

急性髓系细胞白血病的完全缓解率可达 80%,5 年无病生存率达 40%～60%,其中急性早幼粒细胞白血病 5 年无病生存率达 90% 以上。

14.化疗期间,白血病患儿的家庭护理应注意什么?

儿童白血病整个治疗周期较长,一般为 2～2.5 年,静脉应用化疗药物时需要住院治疗,而化疗间歇期基本都是在家庭中度过。这些患儿治疗周期长,承受巨大的心理压力,容易出现消极情绪,不愿意配合治疗,家属也可能出现消极心态,会大大影响治疗效果。因此,家庭自我护理至关重要,护理得当能预防或减少并发症,促进疾病转归。

尽量使患儿保持情绪乐观、精神愉快,适当参加力所能及的活动。家属应多与患儿聊天,细心观察患儿的情绪变化,及时调节患儿的不良情绪,引导患儿自我心理疏导,通过倾诉哭泣、大声喊叫等方式来发泄内心的郁闷与不快。引导患儿表达自己的内心情感,保持情绪稳定,乐观向上,维系好融洽和睦的家庭关系,使患儿有温暖、安全的感觉,精神有所寄托。

家庭自我预防感染至关重要,患儿处于骨髓抑制期,抗感染能力差,预防感染是重中之重。应避免接触传染源,根据天气情况适当增减衣物,不去公共场所,探视人员应佩戴口罩并与患者保持一定距离。保持居室清洁,相对无菌,保持口腔清洁,预防口腔感染,养成三餐后刷牙的习惯;保持肛门周围清洁,预防肛周脓肿。

家庭预防出血,定期复查血常规,当血小板少于 $50 \times 10^9/L$ 时,即有出血可能,如皮肤出血点、瘀斑、牙龈出血等,用软毛牙刷刷牙,不挖鼻孔并保持鼻孔湿润,避免剧烈运动和外伤。

家庭营养饮食,通过营养调控增进患儿体质,提高对肿瘤及化疗的耐受力。充分认识各种食物的营养成分,合理配餐,如多食蔬菜、水果、肉类、蛋等,避免吃刺激性和生冷食物,避免引起腹泻或者造成口腔黏膜受损。

合理家庭作息,患儿骨髓抑制阶段应卧床休息,待体力逐渐恢复,血象呈上升趋势时可逐渐下床活动。

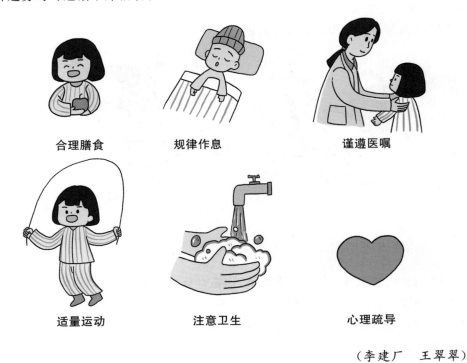

合理膳食　　　　规律作息　　　　谨遵医嘱

适量运动　　　　注意卫生　　　　心理疏导

（李建厂　王翠翠）

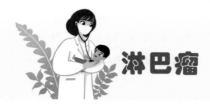

淋巴瘤

1.儿童淋巴瘤与成人一样吗?

儿童淋巴瘤的病理类型、分期、治疗都与成人不同,常具有高侵袭性,病情进展快,肿瘤急症常见,但经过规范治疗,效果及预后均明显优于成人,因此,淋巴瘤患儿应该到儿童血液肿瘤专科进行诊治。

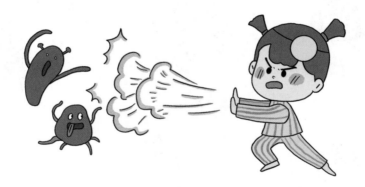

2.儿童淋巴瘤的常见分类是怎样的?

儿童淋巴瘤简单来讲分为两大类,即霍奇金淋巴瘤和非霍奇金淋巴瘤。

儿童霍奇金淋巴瘤按组织学分类又分为经典型和结节性淋巴细胞为主型两类,其中经典型更为常见,还可细分为 4 种亚型,即结节硬化型、混合细胞型、淋巴细胞消减型、富含淋巴细胞型。

儿童非霍奇金淋巴瘤根据起源细胞不同分为伯基特淋巴瘤、弥漫性大 B 细胞淋巴瘤、T 淋巴母细胞淋巴瘤、B 淋巴母细胞淋巴瘤、间变性大细胞淋巴瘤等,另外,还有一些少见的亚型,如滤泡淋巴瘤、边缘区淋巴瘤等。

3.淋巴瘤一定需要手术吗？

儿童霍奇金淋巴瘤的诊断依赖于组织学检查，通常需要对肿大淋巴结进行活检手术来确诊并进行组织学分类及分型。由于诊断性影像学的进步和全身化疗技术的应用，剖腹手术分期已无必要。

儿童非霍奇金淋巴瘤的诊断依据是病变组织的病理学评估，外科手术作用仅限于外周淋巴结活检、胸腔或腹腔积液的穿刺抽吸，以及骨髓穿刺或活检等以便于确诊。

4.儿童淋巴瘤的主要症状和体征是什么？

儿童霍奇金淋巴瘤的常见主诉症状和体征包括淋巴结肿大、全身不适及纵隔肿块，80%～85%的患者仅表现为淋巴结和（或）脾受累（Ⅰ～Ⅲ期），部分患儿有肝、肺或骨髓受累，多为Ⅳ期。

儿童非霍奇金淋巴瘤诊断时常伴有肿瘤急症表现，如上腔静脉综合征、急性呼吸道梗阻、肠梗阻、肠套叠、硬膜外脊髓压迫症、心包填塞、淋巴瘤性脑膜炎和（或）中枢神经系统占位病变、肿瘤溶解综合征、输尿管梗阻、肾积水、静脉血栓栓塞性疾病等。

5.如何治疗儿童淋巴瘤？

儿童霍奇金淋巴瘤的传统治疗包括化疗联合放疗，治疗方案多采用基于风险分层，依据疾病分期和是否存在巨块病变（淋巴结融合大于等于6 cm）等多因素后评估制定。

儿童非霍奇金淋巴瘤的主要治疗方法是联合化疗，放疗并不能改善早期非霍奇金淋巴瘤的结局，也不能用于预防中枢神经系统受累。

6.儿童淋巴瘤的预后如何？

大多数儿童和青少年霍奇金淋巴瘤的预后良好，早期病变的总体5年生存率超过90%。预后不良的因素有分期较高、存在B症状（发热、盗汗、体重减轻）、存在巨块病变。

大多数儿童和青少年非霍奇金淋巴瘤的预后良好，长期总生存率超过80%。预后随组织学亚型和分期不同而异，Ⅰ期/Ⅱ期的生存率可达90%以上。

7.淋巴瘤一旦复发该怎么办?

复发霍奇金淋巴瘤是指初始治疗达到完全缓解后超过 3 个月再出现的病例,通常需要二线化疗,之后进行大剂量化疗,然后行自体造血干细胞移植。对自体造血干细胞移植失败或存在化疗耐药的患儿,可行异基因造血干细胞移植。

由于难以获得二次缓解,淋巴母细胞淋巴瘤复发时的疗效不佳,对于获得二次缓解的患儿,异基因造血干细胞移植是首选治疗方式。复发性间变性大细胞淋巴瘤的治疗有单药长春碱、靶向治疗和造血干细胞移植。复发性伯基特淋巴瘤患儿通常不能获得二次缓解,可行造血干细胞移植的挽救治疗。

8.淋巴瘤的免疫治疗有哪些进展?

对于复发性或难治性儿童霍奇金淋巴瘤,利妥昔单抗可单用或联合其他二线化疗用于 CD20 阳性患儿,维布妥昔单抗联合二线化疗可用于 CD30 阳性患儿,程序性死亡分子 1(PD-1)和 PD-1 配体(PDL-1)抑制剂也已进入临床试验阶段。在接受淋巴细胞清除性预处理的患者中,抗 CD30 嵌合抗原受体(CAR)自体 T 细胞治疗可达到较高的持久缓解率。

对于复方性或难治性儿童间变性大细胞淋巴瘤,维布妥昔单抗可用于 CD30 阳性患者,克唑替尼可用于 ALK 阳性患者。加用利妥昔单抗可改善成熟 B 细胞非霍奇金淋巴瘤患儿的预后和结局。

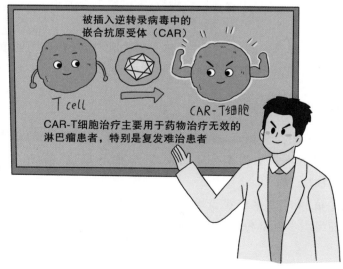

9.在什么情况下,建议淋巴瘤患者行造血干细胞移植?

复发、难治或获得二次缓解的所有非霍奇金淋巴瘤患儿均建议行异基因造血干细胞移植;对于自体造血干细胞移植失败或存在化疗耐药的霍奇金淋巴瘤患儿,可行异基因造血干细胞移植。

(顾艳)

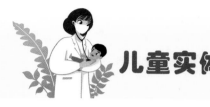

儿童实体肿瘤

1.儿童为什么也会得肿瘤，儿童肿瘤与成人肿瘤有什么区别？

大家提到肿瘤总是会"谈癌色变"，其实，肿瘤也是自身体细胞在各种始动与促进因素作用下产生的增生与异常分化所形成的新生物，只要有细胞、有细胞分裂的地方，就有可能恶变成为癌。因此，儿童也会得肿瘤，儿童肿瘤主要集中在交感神经系统、造血系统以及中枢神经系统等，一般来源于胚胎残留组织以及中胚层，主要是从未成熟的细胞发生而来。儿童肿瘤主要分为实体瘤和血液系统肿瘤，最常见的是白血病和淋巴瘤，常见的实体瘤主要包括软组织肉瘤、神经母细胞瘤、肾恶性肿瘤、骨肿瘤、视网膜母细胞瘤、生殖细胞肿瘤和肝肿瘤。成人的恶性肿瘤主要由已经成熟的细胞转变而来，最常见的就是肺癌、胃癌、结直肠癌、肝癌、女性乳腺癌、食管癌、甲状腺癌、子宫颈癌等。

成人肿瘤和儿童肿瘤的致病因素也不完全相同。到目前为止，很多导致儿童肿瘤的发病因素还没有确定，有相关研究证实，部分肿瘤与遗传因素以及环境因素有着直接关系。例如，视网膜母细胞瘤有家族遗传倾向，位于 13q14 抑癌基因 $Rb1$，双等位基因同时突变、失活可导致视网膜母细胞瘤发生；部分肾母细胞瘤与 11 号染色体上的 $WT-1$ 基因的丢失或突变有关，可能具有一定的家族发生倾向；电离辐射可以增加白血病的风险等。成人肿瘤更多与后天因素相关，如身体过于肥胖、大量吸烟喝酒、咀嚼槟榔等。

	儿童肿瘤	成人肿瘤
发病机制	以先天因素为主，其中约10%是因为从父母那里遗传了致癌基因	是先天因素和后天因素共同作用的结果，后天因素主要包括环境因素、生活习惯、感染等
种类	血液肿瘤和实体肿瘤各占一半左右，血液肿瘤主要是白血病和淋巴瘤；实体肿瘤以胚胎性肿瘤为主，如神经母细胞瘤、肾母细胞瘤等	以实体肿瘤为主，多为上皮组织来源，如肺癌、乳腺癌、结直肠癌等
生存率	经过规范治疗，整体生存率能达到80%以上，有些亚型甚至能到95%以上，治疗目标通常是临床治愈	不同肿瘤差异很大，早期治愈率高，晚期治愈率低，整体远不如儿童肿瘤，治疗目标通常是提高生活质量，长期带瘤生存
症状	发病比较隐匿，但细胞生长旺盛，进展速度快，加上儿童体检不规律，认知和表达能力差，很多肿瘤早期容易被忽视，耽误诊断	成人比较关注自身健康，出现不适风险警觉性高，加上定期体检和筛查普及，更容易发现肿瘤

2.儿童最常见的肿瘤发生部位及种类是什么？

在恶性肿瘤中，儿童最常见的肿瘤部位依据肿瘤类型的不同而不同。

（1）淋巴血液细胞系统疾病，白血病以骨髓造血系统异常起病，多数没有包块等异常；部分患儿家长可以看到孩子的脖子一侧变粗或者可以摸到明显的包块硬结。

（2）中枢神经母细胞瘤的肿瘤位于脑和脊髓，往往在外观上看不到明显异常。

（3）软组织肉瘤多见于四肢、躯干，部分患儿发生于胸腔、腹腔。对于家长来说，可以看到孩子四肢摸到硬结，甚至疼痛，影响行走；对于胸腔、腹腔发生的肉瘤，早期可能比较难以发现，后期可表现为胸背部疼痛或者摸到肚子里有硬块。年龄小的孩子无法正常表达自己的不适，如果家长发现孩子肚子明显变大、变硬，可以做超声辅助排查。

（4）神经母细胞瘤最常见于腹盆腔，其次是胸腔，有些孩子可以仅仅表现为颈部淋巴结肿大。这种类型的肿瘤往往恶性程度高，容易合并骨和骨髓转移，有些孩子发现病情是因为眼眶肿胀合并眼眶周围出血、淤青，也就是医学上常说的"熊猫眼"。

（5）生殖细胞肿瘤容易发生于生殖细胞系统，部分患儿因为肚子大或者屁股尖有肿物来医院看病。

（6）视网膜母细胞瘤从名字就可以看出发病的位置是眼睛里的视网膜，超过一半的孩子出现"白瞳症"，又称为"猫眼"，因家长给孩子拍照发现瞳孔区出现黄白色反光。

另外，常见的恶性肿瘤还有肾母细胞瘤、肝母细胞瘤，发生在肾脏、肝脏。另外，肝母细胞瘤部分患儿晚期可以合并肺转移。

3.儿童肿瘤会遗传吗？

儿童癌症患儿的家长们可能有一个共同的担忧：这个孩子得了肿瘤，那么其他孩子呢？是不是患癌风险比较高？如果再生一个孩子，会不会也得这种肿瘤？想知道这些问题的答案，需要先明确两件事情：

首先，肿瘤都有基因突变，要知道这种肿瘤是否遗传，需明确涉及的基因突变发生在什么细胞。大部分肿瘤的基因突变来源于体细胞，因此不会遗传；如果突变来源于父母提供的受精卵，成为胚系突变，则突变有可能会遗传，增加下一代的患病概率。

其次，目前患儿所患这类疾病是否具有遗传相关性，但遗传并不是把这个肿瘤传播给下一代，而是把遗传物质——易感基因或染色体，通过受精卵的方式传递给下一代，增加下一代的患病概率。通过目前研究发现，遗传相关的儿童肿瘤主要包括以下几种：①神经纤维瘤病，涉及 $NF1$ 基因，50%具有家族性，多伴有多发性牛奶咖啡斑，50%来源于父母，50%来源于自身细胞突变；②视网膜母细胞瘤，涉及 RB 基因，25%患儿具有遗传因素，遗传型患儿往往发病年龄小，可双眼同时发病；③神经母细胞瘤，尽管神经母细胞瘤与遗传相关因素较少，但的确有部分基因突变会增加神经母细胞瘤患病风险；④白血病，同卵双胞胎中，如果一人得白血病，那么另一人患白血病的风险要高于自然人群发病概率。

4.儿童肿瘤应该怎么治？

儿童肿瘤和成人肿瘤一样，主要的治疗手段包括手术切除、静脉输注化疗药物、局部放射治疗。另外，部分肿瘤可以联合口服或静脉应用靶向治疗药物，但具体的治疗方式和治疗顺序需要依据患儿所患疾病的分类、分期来统筹决定。

颅内肿瘤因部位原因，应首先考虑手术解除压迫，同时可以获取病理。知晓病理后方可确定后续是否需要补充化疗或放疗。

肢体的肿瘤治疗往往需要手术，肿瘤范围小可以完整切除的，后续需要根据肿瘤的恶性程度、危险分级，进而确定是否需要补充静脉化学药物治疗或放疗。

若肿瘤范围较深，无法完整切除，也可以先手术切除部分肿瘤组织，后续补充化疗、放疗后病灶缩小，后期同样可以获得完全切除的机会，从而获得更高的治愈率。一些骨恶性肿瘤，以往治疗需要通过截肢的方式获取完整切除的机会，近些年在各科医生的努力下，少部分患儿可以通过化疗、放疗治愈，有一部分患儿可以通过化疗后更换人工关节的方式取得手术切除病灶的机会。

5.发现肿瘤需要立即切除吗？

手术是恶性肿瘤治疗中非常重要的治疗手段，在发现肿瘤的早期，建议越早切除越好，因为越早发现，肿瘤完整切除的概率越高，获得治愈的机会就越大。但是，并非所有肿瘤患儿在确诊后都需要立即手术，部分患儿未经全面评估就仓促手术，有时术中发现手术范围太大、累及重要器官无法切除，有时术后出现严重并发症，死于围手术期或因术后并发症拖延后续治疗，肿瘤无法有效控制。

因此，术前需要全面、严谨评估病情，根据肿瘤性质、位置及病理情况，确定合理的治疗手段和治疗流程，以达到更好、更优的治疗预后。

若发现恶性肿瘤，患儿家长一定要冷静，切忌慌了阵脚，需要联系肿瘤或儿科专科医生，在专业医生的指导下制订最合理的治疗计划。

6.肿瘤术后多久需要化疗？

在恶性肿瘤切除手术之后，2～4周就可以接受化疗，具体接受化疗的时间要视患者在手术之后的恢复情况而定。大多数患者在手术切除之后，2～3周时身体状态能够逐渐恢复，这时就可以开始进行辅助化疗。如果术后出现并发症，如严重感染、伤口愈合不良等情况，则需要依据实际情况确定治疗时间。

但是，如果肿瘤未能完整切除，或肿瘤恶性程度较高，建议术后尽早开始化疗。因此，如果患儿精神、饮食状态尚可，建议家长术后一周左右尽早联系化疗相关科室,提前做好准备工作,避免术后病情快速恶化。

即使患儿出现术后并发症,或者身体比较弱,也不建议家长无限期拖延治疗时机。有些家长觉得自己孩子体质弱,总想多养养再去接受化疗,殊不知在等待期间,部分肿瘤会快速进展,以至于一些孩子在术后一个月肿瘤直接长到手术前的大小,甚至出现远处器官转移,这样不仅会使手术达不到预期效果,甚至会导致患儿错失治疗的机会。

7.多加化疗可以减少肿瘤复发吗?

有的家长担心孩子病情复发,在完成医生推荐的治疗周期数后,会要求医生再给孩子多打几个周期,因为家长觉得只要是在输液,孩子的病就不会复发。其实这是一种错误的观点。

首先,化疗作为抗肿瘤治疗的一种手段,其实也是一把"双刃剑",化疗药物是一种带有"毒性"的药物,它可以杀死肿瘤细胞,也能杀死人体正常细胞。方案中的各种药物各司其职,相互配合,才可以打出最漂亮的仗。方案的周期数,是依据疾病的种类、分期以及危险分层确定的。

其次,化疗和应用抗生素治疗感染是一样的,不规范的治疗往往带来的结果是耐药。

最后,化疗药物也是有毒性的,如蒽环类药物,也就是大家熟悉的阿霉素、表柔比星、吡柔比星等,对心脏有潜在毒性,当达到一定剂量后需要停用或慎用。另外,铂类化疗药物对肾脏有毒性,博来霉素对肺有毒性,在达到一定累积剂量后可能会造成不可恢复的损伤。

因此,化疗在达到一定周期数后就需要停止。对于肿瘤有残存或者复发的患儿,在应用一个方案一定时间后,需要更换或调整方案,以求达到更好的控制。方案的制定、方案周期数的确定,都需要听取主管医生的意见,不能私自调整。

8.肿瘤患儿治疗结束后应如何复查?

对于恶性肿瘤患儿来说,定期复查是非常关键的。有部分家长在孩子治疗结束后就认为任务已经完成,不复发、不回医院就没事了。其实大错特错,及早发现复发的征兆,才能最大限度延长生存期。

首先,复查应尽可能去肿瘤专科门诊,或者联系自己的主管医生,避免遗漏复查项目。

其次,依据病情选择超声、CT 扫描或者核磁共振扫描进行复查。对于一些有对应肿瘤标志物的,可以通过抽血监测疾病,如卵黄囊瘤、肝母细胞瘤患儿大多数伴随甲胎蛋白(AFP)升高,神经母细胞瘤患儿监测神经元特异性烯醇化酶(NSE),绒毛膜上皮细胞癌等患儿可能伴随人绒毛膜促性腺激素(HCG)异常。

最后,注意复查的时间和规律。绝大部分肿瘤复发和转移的高峰期在五年以内,尤其集中在治疗后两年之内,因此这个时间段需要密切随访复查,具体频率需要听取主管医生意见。

在孩子治疗结束后,建议家长和主管医生做好沟通,合理规划好复查的时间点和监测内容。但如果孩子还没到复查时间,却出现了一些特殊情况,如出现严重呕吐、头疼,或者严重疼痛、血尿等,都需要及时与医生联系,提前返回医院复查,及时排查复发和转移。

9.肿瘤患儿治疗结束后可以上学吗? 应该注意什么?

由于病情不同,接受治疗的效果不同,患儿身体的恢复是因人而异的。在发病初期,患儿需要一段时间的系统治疗,其生理、心理的应激反应还未完全恢复,此时恢复正常学习会导致患儿疲劳。当患儿抗肿瘤治疗结束、各种生理机能恢复正常后,可以让患儿逐步回归正常生活和学习。

建议患儿家长提前做好规划,在孩子回归学校前与学校做好沟通,让老师对孩子情况有大致了解,避免不必要的误会;同样,要和老师多沟通,让老师和学校不要抵触孩子,肿瘤本身不具有传染性,让学校、老师和同学了解、接纳孩子,可以更好地促进孩子的身心恢复。

和孩子做好沟通,多与孩子聊天,用平静温和的态度告诉孩子,他后期可能会遇到一些问题、情况。因为有些同学可能会问一些奇怪的问题,应提前和孩子做好沟通,让孩子知道同学或许并无恶意,可以告诉孩子如何合理回答这些问题,让孩子更好更快地融入集体。

在手术、化疗及放疗后,孩子的免疫力比其他孩子低。因此,普通的感冒、发热对于他们来说,可能影响非常大,特别是一些还在口服化疗药物或靶向药物的孩子。因此,在学校集体生活中需要注意加强卫生防护,戴口罩,如果出现发热的苗头,应及时就医。

（康愫意）

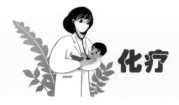

化疗

1.血液肿瘤患儿为什么要进行化疗？

血液肿瘤患儿化疗的目的是杀灭白血病细胞，解除白血病细胞浸润引起的症状，使病情缓解，以至治愈。就目前临床的医疗技术来说，化疗是治疗血液肿瘤最有效的手段之一，而且它要比手术、放疗更具优势。

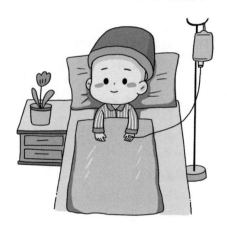

2.化疗有哪些常见的不良反应？

化疗常见的共有不良反应表现为胃肠道反应，如恶心、呕吐、腹泻、口腔溃疡，骨髓造血抑制（导致外周血白细胞、血小板或血红蛋白下降）以及脱发等。另外，尚对心脏、神经末梢、肝、肾等产生毒性以及出现水钠潴留和过敏反应等症状。其他还有局部反应，主要为化疗药物血管外渗对周围皮肤、皮下组织等造成的损害以及静脉炎。

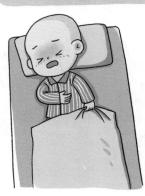

化疗不良反应

· 骨髓抑制
· 胃肠道反应
· 栓塞性静脉炎
· 组织坏死
· 口腔黏膜反应

· 过敏反应
· 周围神经毒性
· 多脏器损害
（心、肺、肾、肝等）
· 免疫力低下
· 脱发

3.化疗为什么会产生不良反应？说明书上的不良反应一定会发生吗？

抗肿瘤药物在杀灭白血病细胞的同时也杀灭人体的正常组织和细胞，甚至危及患儿生命，故化疗的不良反应本质上是抗癌药物引起的不良反应。正常人体内各种组织细胞中有一部分更新较快，如口腔黏膜、胃肠黏膜、生发细胞、骨髓造血组织等，由于这些正常细胞必然处于增殖周期中，因而易受到细胞毒药物的损害而产生不良反应。另外，尚对心脏、神经末梢、肝、肾等产生毒性反应。

说明书上除常见的共有不良反应外，每种化疗药都有其特殊的不良反应。但对于每位患者，说明书上的不良反应不一定都会发生，有的甚至没有明显不良反应。

4.化疗期间恶心、呕吐怎么办？

化疗引起的消化道毒性主要表现为恶心、呕吐，而防治的目的是使患儿症状减轻或消失，顺利完成既定化疗方案：①药物治疗：常用药物有胃复安类药物等，可直接口服，也可以进行肌内注射治疗，能够帮助缓解胃肠道水肿及胃酸分泌情况，同时提升患者个人食欲，帮助改善恶心、呕吐症状。②饮食调理：多吃新鲜蔬菜、水果及易消化食物，通过少食多餐方式进行进食，减轻胃肠道负担，同时营养得到吸收，还能够改善患者体质，在一定程度上缓解恶心、呕吐；另外，多喝温水能够促进人体循环代谢，将残留在体内的化疗药物排出，缓解患者不良反应。③近十年来，多种新型强效止吐药物已投入临床使用，具有高效、低毒以及使用方便等优点,代表药物有昂丹司琼、格拉司琼及托烷司琼等,可在化疗前静脉注射或口服。

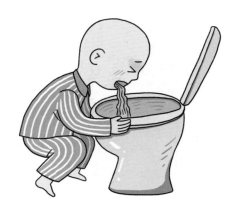

5.如何应对化疗导致的腹泻?

化疗药物引起的胃肠道反应包括恶心、呕吐、食欲下降、腹泻。腹泻表现为排便次数增加、稀便,有时会有水样大便。严重的时候,患者甚至会出现脱水现象,要给患者进行充分的补液和静脉的营养支持治疗,维持患者的水电解质和酸碱平衡,帮助患者平安度过化疗后胃肠道反应的时期。同时,要密切关注患者白细胞下降的情况。通常,在白细胞严重低下时,可以出现比较严重的腹泻现象,就需要尽快用升白药物,使白细胞恢复正常,腹泻也就好转了。

6.化疗期间及化疗后患儿为什么容易出现感染? 如何预防?

感染是血液肿瘤化疗最常见的并发症,也是导致其死亡的最主要原因。白血病患儿易于合并感染,与其免疫功能低下、白细胞数量减少及功能异常,尤其中性粒细胞的数值降低密切相关。此外,化疗药物也常引起骨髓抑制及免疫功能降低。

预防:必须建立严格的消毒管理制度,防止交叉感染。医务人员每次接触患儿前后应洗手,患儿每天应进行口腔清洁如刷牙或漱口,每天应进行会阴部坐浴。应定时对室内空气、地面进行消毒,有条件者可将患儿置入层流室内,还应注意发现任何细小的感染灶并及时处理。

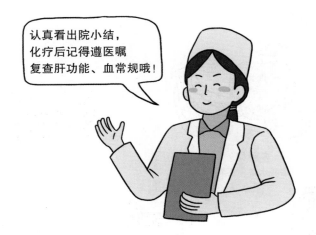

认真看出院小结，
化疗后记得遵医嘱
复查肝功能、血常规哦！

7.如何应对化疗后骨髓抑制？

化疗后骨髓抑制粒细胞缺乏的患者，可使用重组人粒细胞集落刺激因子，如 G-CSF、GM-CSF，即我们常说的"打升白针"，轻度粒细胞减少可考虑口服中成升白药物。当患者出现发热或合并感染时，需要使用抗生素治疗。

化疗后骨髓抑制贫血，一般轻度贫血不做处理，重度可予输注红细胞治疗，或者皮下注射重组人促红细胞生成素（EPO）。

化疗后血小板减少，患者出血风险增加。应当避免剧烈活动；进软食，避免消化道黏膜损伤；当血小板达到 3 度抑制时，应给予重组人促血小板生成素（TPO）皮下注射，达到 4 度抑制时应给予输注血小板治疗。

当患者在化疗过程中反复出现 3 度甚至 4 度骨髓抑制，或者出现难以纠正的骨髓抑制时，除了需要给予刺激骨髓造血等对症治疗外，还需要根据情况调整化疗药物的剂量或者化疗方案。

8.如何处理化疗导致的口腔溃疡？

化疗后发生口腔溃疡的处理方法如下：①应当积极治疗原发病，减轻症状。②还要用一些局部药物，如消炎漱口水，贴服口腔黏膜贴。③某些中药喷雾剂，如双料喉风散、西瓜霜喷雾剂直接喷于溃疡的部位，可帮助口腔溃疡愈合，也可以用一些促进溃疡愈合的药物，如细胞生长因子类喷剂或凝胶，临床上用康复新液比较多。④如果患者的机体状态允许，也可以用一些激素类软膏，使溃烂面很快愈合。⑤如果患者的症状比较严重，并且合并了身体其他部位的感染，就要用一些抗生素治疗，还要注意口腔和其他部位的真菌感染问题，要用抗真菌的药物,如氟康唑等。

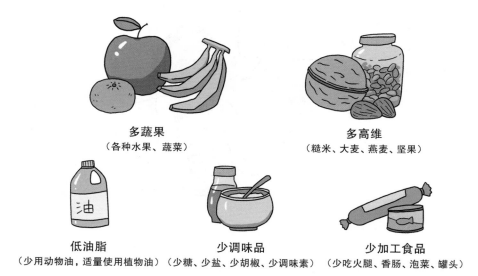

多蔬果
（各种水果、蔬菜）

多高维
（糙米、大麦、燕麦、坚果）

低油脂
（少用动物油,适量使用植物油）

少调味品
（少糖、少盐、少胡椒、少调味素）

少加工食品
（少吃火腿、香肠、泡菜、罐头）

9.化疗对生长发育有影响吗?

化疗对孩子的生长发育有影响吗？这也是家长朋友关心的问题。接受化疗确实会对身体产生一定的影响,因为化疗毕竟有一定的不良反应,在杀灭异常细胞的同时也会杀灭一部分正常细胞,影响孩子发育。首先就是营养不良造成肌肉系统发育迟缓,另外还有生殖系统以及神经系统等都可能因为化疗造成暂时的发育延迟。化疗后,毛发的脱落会对小孩造成心理影响,但是这些损伤并不是不可逆的,一些接受了手术以及术后化疗就达到治愈的小孩,在完成化疗后3个月左右就可以基本全部恢复。毛发可以全部重新长出来,肌肉系统、神经系统也只是推迟发育,但并不影响以后的发育,也不会对以后的智力造成影响,因此家长对化疗不必有过多恐惧。

10.化疗会影响孩子将来生育吗? 化疗都有哪些远期不良反应?

以往的研究显示,一些类型的化疗药物尤其是烷化剂会降低生育能力。但是一些较新的药物,如顺铂和异环磷酰胺对儿科患者日后生育能力的影响还未得到充分的研究。

化疗的远期不良反应主要表现在生殖毒性和第二肿瘤的发生,主要分析如下:

(1)生殖毒性:一些化疗药物在联合应用之后,可导致畸形、不育,因为很多抗癌药物会影响细胞的染色体,从而引起胎儿畸形。有些化疗药物,如烷化剂,可以直接损伤性腺,引起不育。

(2)第二肿瘤:白血病、恶性淋巴瘤、膀胱癌等长期化疗的患者,第二肿瘤的发生率会显著增加,这种毒性比接受烷化剂治疗的患者表现得更为突出,通常发生在初次治疗的两年以后,5~10年达高峰。

(徐洪玲)

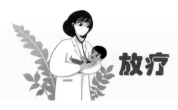

放疗

1.哪些儿童肿瘤需要放疗？

大多数的神经系统肿瘤和软组织肿瘤都需要放疗。神经系统肿瘤常见髓母细胞瘤、颅内生殖细胞瘤及大部分室管膜瘤；软组织肿瘤，如手术难以完整切除的横纹肌肉瘤，超出眼眶的视神经母细胞瘤，以及 3～4 期肾母细胞瘤和神经母细胞瘤，均需要进行放射治疗。2013 年的一项研究显示，放疗作为儿童肿瘤初始治疗手段之一的比例随着时间的推移有所变化，放疗比例较大的病种有脑及神经系统肿瘤、霍奇金淋巴瘤、肾母细胞瘤和软组织肿瘤。大约三分之一的肿瘤患儿需要进行放射治疗。

儿童肿瘤初治放疗比例

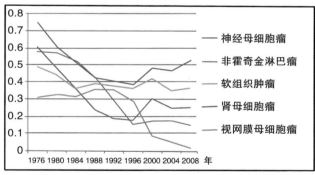

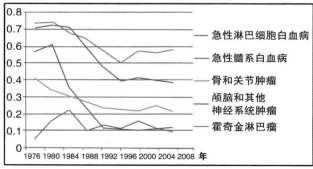

2.如何选择儿童肿瘤放疗的时机?

儿童肿瘤放疗时机的选择与成人肿瘤放疗时机的选择是类似的。

(1)术后放疗:可以在手术后进行术后辅助放疗,用来巩固手术疗效,解决手术安全界不够的缺陷,减少肿瘤复发和转移。

(2)术前放疗:如果肿瘤太大难以切除,或者累及重要的器官,则可以术前放疗,以减少手术所致组织损毁。例如,视神经母细胞瘤,手术可能造成失明,以至于眼球摘除。如果采用术前放疗计划,就有可能保存视力,或者虽不能保存视力,但是可以保留眼球,不会对外貌造成太大的影响。

(3)根治性放疗:也有少部分肿瘤可以进行根治性放疗,如霍奇金淋巴瘤和颅内生殖细胞瘤,联合药物治疗的综合治疗可以明显提高疗效。

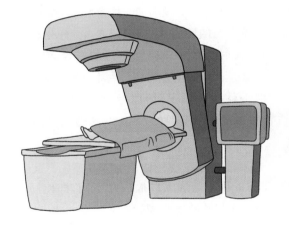

3.儿童放疗有年龄限制吗?

大部分儿童肿瘤对放射线敏感,且年龄越小越敏感。但是,受限于放疗所致的不良反应以及对儿童生长发育的影响,目前对于 3 岁以下患儿,不建议行中枢神经系统放射治疗,以免造成大脑发育迟滞,影响日后智力发展;1 岁以下婴儿应尽量避免所有身体部位的放疗。

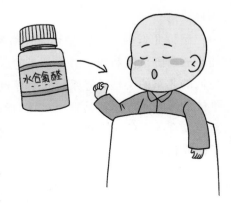

年龄越小的小朋友越难配合放疗计划的实施,这时候就需要用镇定药物如水

合氯醛,让孩子在熟睡过程中接受治疗。

4.放疗能根治肿瘤吗?

先给出答案:能。例如,局限期霍奇金淋巴瘤和颅内生殖细胞瘤,单纯放疗就可以达到治愈。但是,大部分儿童肿瘤还是要联合手术、化疗以及靶向等综合治疗手段才能达到根治肿瘤的目的,因为每一种治疗手段都有其长处和短处,联合的目的就是在达到治愈目标的同时,尽量降低对患儿生活质量和生长发育的影响。人多力量大,治疗方式多了力量也大。在目前的治疗手段下,大概60%的患儿能达到长期生存,家长们要有信心。

5.是不是放疗剂量越大效果越好?

不是的。根据不同病种、年龄及分期,儿童肿瘤放射的敏感性不同。肿块较大、分化程度高、神经来源的肿瘤,要求较高剂量;分化程度差,配合高强度化疗以及2岁以下患儿,放射剂量相应降低。总的来说,儿童肿瘤放疗单次剂量及总剂量都比成人要低。另外,剂量越高,对周围正常组织的损伤也越大,"杀敌一千,自损八百"似乎就不合适了,所以综合各种因素考量以及循证医学证据,找到一个最适合的剂量是最重要的,不能一味追求高剂量。

6.儿童放疗有哪些注意事项?

儿童肿瘤放疗剂量的确定与成人肿瘤放疗不同,即使同一病种,不同年龄放疗剂量也不相同。比如同为肾母细胞瘤,1~1.5岁的患儿需要2000~2400 cGy的剂量,而4岁以上就需要3500~4000 cGy的剂量。同为神经母细胞瘤,1岁以内的患儿需要1000~1500 cGy的剂量,而4岁以上就需要接近4000 cGy的剂量,接近三倍。

制订儿童肿瘤放疗计划时还应全盘考虑,尽量联合其他治疗手段,以达到缩小放射野范围和减少放疗剂量的目的。需要考虑到儿童生长发育的特点,避免低龄儿童的中枢神经系统照射导致的认知发育障碍,还需要注意照射野内有椎体的存在时应包括其整个椎体,而且剂量要求均匀,这样可以避免治疗后不对称发育导致的侧弯畸形。治疗不仅要保护孩子长大,还要让其尽量像正常孩子一样长大。

放疗不良反应与剂量关系

并发症	剂量/cGy
脊柱侧弯（轻）	800～3000
脊柱侧弯（中）	1600～3700
肌肉发育不全	2800～3000
骨发育不全	2800～3000
肾发育不全	3000～3300
肺发育不全	2800～3000
垂体功能减退	2000
肺纤维化	4800（致命）
肝纤维化	3950（致命）
肋骨坏死	4800
甲状腺癌	2000
软骨肉瘤	2000
白内障	2000
尿道感染	2000

7.儿童放疗有哪些不良反应？

放疗的不良反应分为急性期的不良反应和晚期的放射性损伤，根据不同的照射部位出现相应的放疗反应。

急性期不良反应包括皮肤颜色改变、脱屑，口腔黏膜脱落、溃疡，肺组织渗出增多、咳嗽，胃肠道蠕动增加、腹泻等，这些大多在放疗开始后 1～3 个月内出现，大部分是可逆的。

晚期放射性损伤是真正需要我们重视的。大脑受照射后可能会出现脑坏死与智力障碍；眼球放疗后可能会出现白内障、眼球内陷、睫毛脱落；下颌骨受照量过大会出现颌骨发育不全和骨坏死；颈部受照后可能出现甲状腺功能低下以及甲状腺继发癌症；脊柱受照不均匀时会出现脊柱侧弯和变形；卵巢受到辐射后会导致不育；四肢放疗后会出现发育不全、短缩、变形；脊髓受照射过量会出现放射性脊髓炎……讲了这么多估计大家被吓住了。但就是因为放疗有这么多的不良反应，所以其实施是有很高的要求的，根据多年的临床研究以及动物实验，研究者确定了每一种器官的放疗耐受剂量，在进行放疗计划设计时，一定要保证这些组织和器官的受量在安全范围内,避免出现以上所述的各种不良反应,才可以进行放疗。有放疗科医生和放疗科物理师给大家把关,患儿就可以放心进行放射治疗了。

放疗不良反应

脏器、组织	早期不良反应	晚期不良反应
全身	疲倦、恶心、呕吐、头晕、血象低下、贫血、感染、出血	二次发生癌症、生长发育障碍、畸形
皮肤	红斑、丘疹、糜烂、溃疡、脱发	色素沉着、萎缩、瘢痕、溃疡
黏膜	充血、浮肿、糜烂	纤维化、溃疡、穿孔
脑	浮肿、颅压增高	放射性坏死
脊髓	血象下降	放射性脊髓炎、末梢神经麻痹、白血病
眼	结膜炎、角膜炎	白内障、角膜溃疡、放射性视网膜症
肺	放射性肺炎	放射性肺纤维化
上消化道	食道炎、胃炎、消化不良	唾液分泌障碍、溃疡、穿孔、纤维性狭窄
下消化道	肠炎、腹泻、出血	肠梗阻、溃疡、穿孔
泌尿器	膀胱炎、肾炎	膀胱萎缩、肾硬化

但是,还有一个放疗的远期不良反应是很难避免的,那就是第二肿瘤的发生。在放射治疗实施过程中,患者会有一部分组织暴露在低剂量辐射中,而低剂量辐射有致癌作用。儿童肿瘤患者经过治疗后又会有很长的生存期,给第二恶性肿瘤提供了生长条件。资料表明,儿童肿瘤放疗后出现第二恶性肿瘤的概率为正常儿童的 4.64 倍,潜伏期一般为 15～20 年,好发于甲状腺、脑和乳腺。

这个问题应该从两个方面来分析,首先,虽然放疗和化疗都有导致第二肿瘤发病率提高的趋势,但是不进行放化疗的话,患者可能都没有长期生存的机会。如果第二肿瘤发病率提高是必须付出的代价,在权衡利弊之后,相信患儿家属会做出自己的选择。其次,新的放射技术以及放疗设备的发展,有可能可以降低第二肿瘤的发生,如最新的质子治疗,就可以有效降低第二肿瘤发生率,这给患儿提供了另一个选择。

8.儿童放疗后皮肤黝黑,会恢复吗?

会的。放疗后的皮肤反应是早期不良反应之一,轻度的皮肤反应就是色素沉着,严重时会出现干性皮肤脱屑,再严重一点会出现渗出和破溃。儿童患者放疗剂量偏低,一般只会出现色素沉着,就是人们所说的皮肤黝黑。这一反应类似于晒伤,是可以恢复的。就好像孩子每年夏天在太阳底下疯跑晒得黝黑,捂一个冬天就又白回来了。

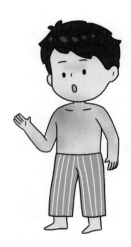

9.儿童放疗影响生育吗?

大部分部位的放疗不会影响生育,但如果放疗部位在女孩的卵巢附近、男孩的睾丸附近,是会影响生育的。生殖细胞是射线敏感细胞,很低的射线剂量,如 200～400 cGy 就有可能导致不育。但是,患儿自己的生命是第一位的,在保证患儿自身生命安全的前提下,才能考虑患儿长大成人后的生育问题。

(管尚慧)

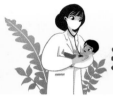

造血干细胞移植

1.什么是造血干细胞?

　　成熟的血细胞寿命有限,需要通过一个造血的过程不断更新,这个过程从红骨髓开始。血液循环中所有有形的成分都来自共同的祖细胞——造血干细胞。造血干细胞是多能干细胞,可以分化为所有类型的血细胞。造血干细胞还能不断繁殖,以维持其在骨髓中的数量。造血干细胞形成血细胞是一个复杂的过程,我们经常将造血干细胞比喻为一棵大树,可以长出树枝、树叶,开花和结果等。

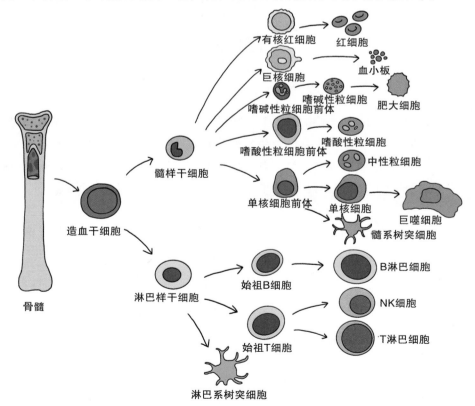

2.造血干细胞移植就是骨髓移植吗?

造血干细胞移植是指应用大剂量放疗、化疗或其他免疫抑制预处理,清除患者体内的病理性或有缺陷的造血干细胞,并将供者的造血干细胞移植到受者体内,以重建受者的造血和免疫功能,从而达到治疗某些疾病的目的。

造血干细胞移植按照造血干细胞的来源不同可分为骨髓移植、外周血干细胞移植、脐血移植和混合造血干细胞移植等,因此,通常所说的骨髓移植是造血干细胞移植的一种方式。

3.不同来源造血干细胞的采集有什么不同?

骨髓干细胞采集是经麻醉后,采用骨髓穿刺采集供者骨髓血获取骨髓干细胞。外周血干细胞采集是通过血细胞分离机采集外周血干细胞,采集的外周血干细胞的数量根据患者体重不同而异,总量一般为100~200毫升。脐带血干细胞是胎儿娩出断脐后,尽量在短时间内从脐静脉中采集获得的血液,其中含有大量造血干细胞。对每个患者而言,具体采用哪种造血干细胞移植,需要根据患者的病情和供者来源等因素综合决定。

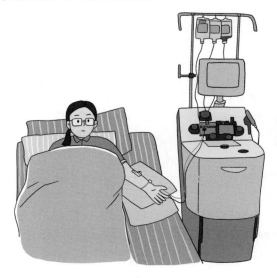

4.儿童造血干细胞移植有哪些供体来源与选择?

造血干细胞移植按照供体分类分为同基因造血干细胞移植、异基因造血干细胞移植和自体造血干细胞移植。

同基因造血干细胞移植是供受者组织相容性抗原基本相同,如同卵双胎之间的移植。异基因造血干细胞移植要求主要组织相容性抗原匹配,供者来源包括同胞供者、无关供者等。自体造血干细胞移植是采集患者的一部分造血干细胞,分离并低温保存;待预处理后再回输至患者体内,以重建患者造血和免疫功能。

供者选择是一个复杂的过程,不同的供者选择,不同的移植方式各有利弊,每个供者的选择需要专科医生根据患者的具体病情及供者查询情况等综合评估决定。

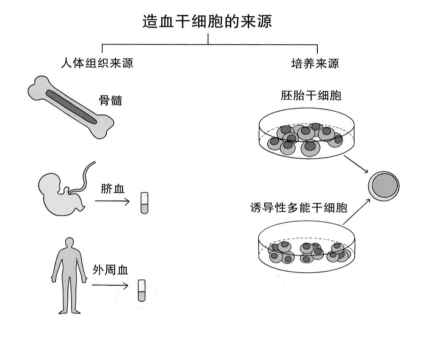

造血干细胞的来源

人体组织来源　　　　　　　　培养来源

骨髓　　　　胚胎干细胞

脐血

诱导性多能干细胞

外周血

5.血型不合可以进行造血干细胞移植吗?

异基因造血干细胞移植之前需要进行 HLA 配型,只要 HLA 配型相合就可以,并未对血型有严格要求。如果供者与受者的血型一致,则是最好的,如果血型不一致,也并不是造血干细胞移植的禁忌。需要注意的是,供者和患者血型不合者,移植后患者的血型会慢慢变为供者的血型。

6.造血干细胞移植的过程是怎样的?

造血干细胞移植的过程主要包括移植前准备、造血干细胞移植及移植后恢复等。

移植前准备是由专科医生从疾病角度评估该患者是否需要进行造血干细胞移植,评估移植相关风险及进行供者选择等。

供者和患者准备完毕后,下一步就是患者入仓。患者入移植仓就是将患者转到一个高度洁净的环境;接下来的一段时间,需要在移植仓度过,包括吃无菌食品、化疗、造血干细胞回输等。

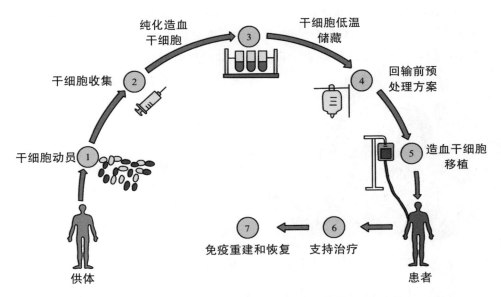

待患者的造血恢复就可以出仓了,出仓到移植后免疫恢复还有很长一段时间,在这段时间,患者可能面临移植物抗宿主病、感染、疾病复发等风险,所以整个过程比较漫长,需要专科医生专业系统的管理。

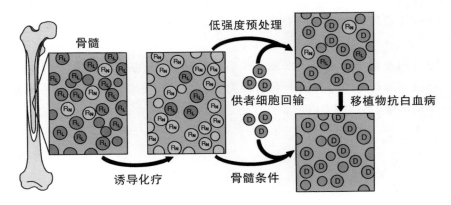

7.急性白血病患儿造血干细胞移植出院后有哪些注意事项?

患者经历了造血干细胞移植的艰难过程,终于可以顺利出院了!这是移植成功的第一步,也是非常重要的一步,是值得高兴的事情。但是,移植后需要进行定期随访复查,以便及时发现问题,及早干预。

移植后患者需要从居家生活、饮食起居等方方面面做好感染防控。患者的居住环境要求 360°无死角地干净,室内保持安静,每日通风及紫外线消毒40~60 分钟,室温及湿度均要保持恒定,房间内不能放置太多的物品,需要每日对房间地面进行消毒。食物需要是自家加工的,如果患者处于口服环孢素或者他克

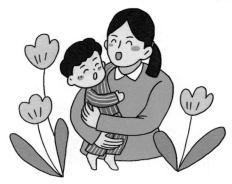

莫司这些免疫抑制药物期间,则需要注意有一部分食物可能对这些药物的血药浓度有影响,因此,建议提前咨询专科医生。此外,需注意皮肤黏膜护理,勤洗澡,勤换衣服;移植后 100 天内避免与动植物接触,避免去拥挤的公共场所,尽量减少暴露在人群的时间等。

8.急性白血病患儿造血干细胞移植后有哪些定期随访的主要检查项目?

造血干细胞移植后一段时间内需要定期返院复查,特别是在移植后早期返院频率较高,随访复查项目是由前面提到的移植后面临的风险等决定的,一般包括血常规、血生化、病毒相关检查、药物浓度检查等。此外,医生还会根据患儿的情况安排骨髓穿刺、腰椎穿刺、肺部 CT、肺功能、心脏检查等。因此,请随访时一定注意留意每个检查的具体要求,如抽血前是否需要空腹,能不能服药等。

急性白血病患儿造血干细胞移植后一般随访 5 年左右;当然,每个患儿的检查项目和随访时间需要根据疾病种类、复发风险、是否存在排异等不同情况进行不同调整,具体需要咨询专科医生。

(李洪娟)

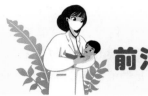 **前沿诊疗方法**

1.什么是靶向治疗？

靶向治疗，顾名思义，就像打靶一样，以异常的肿瘤细胞或基因作为靶点，精确瞄准，选择性地杀伤肿瘤细胞。与传统化学治疗相比，靶向治疗相对能够分清"敌我"，尽量不会误伤到周围的健康组织或细胞，如果说传统化疗是地毯式轰炸的话，那么靶向治疗就是精准定位的"生物导弹"。

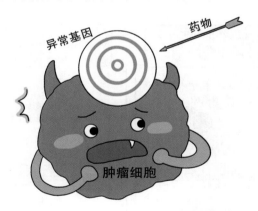

与传统化疗药物治疗相比，靶向治疗的不良反应少，患者生活质量相对较高。大部分靶向药物是口服药，患者不需要长期反复入院，仅需要定期联系医生调整用药，提高孩子的生活质量。

靶向治疗虽好，但并不是所有患者都适合使用靶向治疗，靶向治疗不仅需要异常的分子或基因作为靶点，还需要有针对该靶点的治疗药物，对靶向药物敏感的肿瘤细胞被杀死，而不敏感的肿瘤细胞还会继续生长。形象地说就是由于这个病毒不在杀毒程序的范围内，电脑杀毒程序无法将其清除，此时电脑就会出现新的问题。因此，应根据相应的检查结果进行科学的治疗，真正实现高效、低毒的抗肿瘤治疗的个体化治疗。

2.什么是免疫治疗?

免疫治疗是通过激活人体免疫系统,尤其是免疫 T 细胞的功能,特异性识别并消灭肿瘤细胞。三大标准疗法(手术、化疗、放疗)都是通过外部力量或细胞毒性清除肿瘤细胞,治疗会产生不同的不良反应。与手术、化疗、放疗和靶向治疗不同的是,免疫治疗的直接对象不是肿瘤细胞,而是人体自身的免疫系统,利用人体自身的免疫细胞攻击肿瘤细胞。

肿瘤细胞就好像是病毒文件,免疫系统就像是杀毒软件,免疫治疗就是程序员通过一系列的方法,如设计新的程序,修补漏洞等,驱动杀毒软件对电脑进行扫描杀毒,而不是直接手动删除病毒文件,同时杀毒软件不会攻击正常文件,以维护电脑正常运行。

目前,已经研制出了多种免疫治疗药物,免疫细胞疗法可以作为三大标准疗法的辅助治疗,提高三大标准疗法的效果,是人类未来攻克癌症的最有潜力的手段之一。

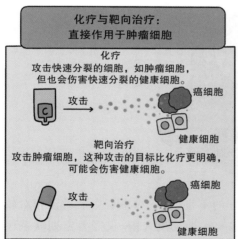
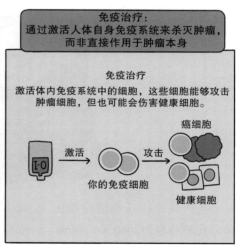

3.什么是 CAR-T 疗法? 什么是单克隆抗体治疗?

CAR-T 疗法是基于细胞免疫治疗的一种方法,全称为嵌合抗原受体 T 细胞疗法,基本原理是把患者自身的 T 淋巴细胞提出来,对 T 淋巴细胞进行改造、加工,装上定位雷达 CAR(肿瘤嵌合抗原受体)。改造后的 T 淋巴细胞就像定位导弹一样,可以特异性识别肿瘤细胞,通过免疫作用释放大量的多种效应因子,有效杀伤白血病细胞和肿瘤细胞。

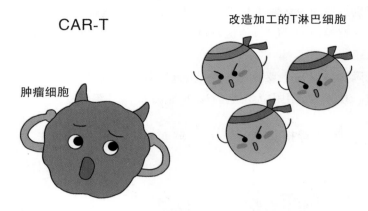

CAR-T 目前在部分难治、复发的白血病和淋巴瘤的治疗中效果非常好,是一种治疗肿瘤的新型精准靶向疗法。急性 B 系淋巴细胞白血病最早开始使用该疗法并获得临床成功,早期以单靶点 CAR-T(如抗 CD19 CAR-T)治疗为主,肿瘤复发的问题引发了近年来逐渐向多靶点 CAR-T 细胞疗法转变。CAR-T 疗法在其他抗肿瘤领域的临床实验研究也在紧锣密鼓进行。

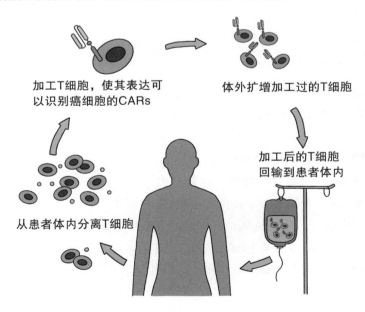

单克隆抗体治疗就是将针对某一肿瘤抗原的单克隆抗体与化疗药物连接，利用能识别抗原的单克隆抗体充当瞄准镜，在体内追踪并结合肿瘤细胞，将与抗体结合的抗癌药物（弹头）传送到肿瘤细胞，杀伤和破坏肿瘤细胞，而且很少损伤正常组织细胞。

单克隆抗体目前主要应用于肿瘤、自身免疫疾病、器官移植排斥及病毒感染等领域。在临床应用中为疾病的诊断、治疗提供了新手段。

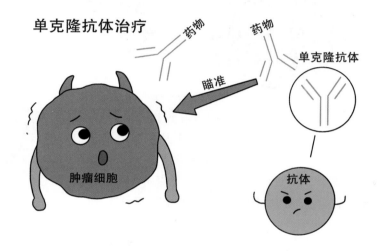

4.临床试验是什么？

临床试验是指任何在人体（患者/监护人或健康志愿者）进行药物的系统性研究，以证实或揭示试验药物的作用、不良反应及（或）试验药物的吸收、分布、代谢和排泄，目的是确定试验药物的疗效与安全性。临床试验一般分为Ⅰ、Ⅱ、Ⅲ、Ⅳ期临床试验和 EAP 临床试验。

简单来说，一种新型药物的问世需要大量临床试验，临床试验可以明确药物是否有效，是否有严重的不良反应，是否对特定疾病具有很好的疗效等，这是对患者生命的保障。Ⅰ期临床试验的目的便是明确药物的毒性、不良反应及人体可以承受的剂量；Ⅱ期临床试验则是明确药物对特定疾病是否具有治疗作用；Ⅲ期临床试验则是明确该新型药物与既往已有药物相比，是否具有优势，是否能够实现更好的治疗效果且不良反应更小；Ⅳ期临床试验则是明确该药物对特定人群如老年人等是否也具有治疗作用。

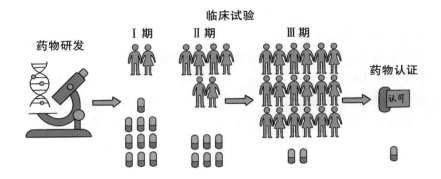

5.为什么要参加临床试验?

很多人认为,参加临床试验是自己为医疗事业做出的巨大牺牲,也有人认为是自己在临床医学发展过程中发挥更积极作用的一种方式。无论出于何种动机,当您选择参加临床试验时,您都将成为发现先进医学诊疗手段的有力合作伙伴。而且,您的付出与贡献可以帮助后代过上更健康、更好的生活。如果没有临床试验参与者的慷慨,无论男女老少,重大的医学突破都不会发生。

参加临床试验的获益

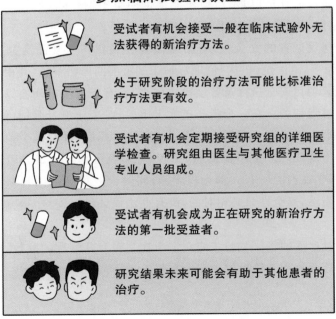

大家选择参加临床试验的原因多种多样。有的人参加试验是因为他们的健康问题用目前的治疗方法无效,想要寻求更好、更先进的治疗手段。有的人则是无力承担现有治疗手段的治疗费用,通过参加临床试验可以免费尝试新的治疗手段。作为临床试验的一部分,参与者可能会接受特定疾病的最新疗法,或者针对某些常见病的预防手段,因此,参与者可以是患者也可以是健康人,最终目的都是为了促进医学事业的发展,为全人类的健康做出积极贡献。

6.临床试验安全吗?

一个新的药品要发展到成为公认的治疗方式,都会经过适当的过程来证实其疗效,抗癌药物的条件尤为严格。现在,参加临床试验的患者比以前增加了许多,因此就会有人担心临床试验的安全性,是不是会给患儿的健康增加额外风险。

我们把参加临床试验的人员称为"受试者",受试者里有健康的人,也有患者,我们平时接触最多的临床试验多是患者参加的,目的在于评估新药的疗效和可能产生的不良反应。

临床试验绝对不是把人当作小白鼠,而是对已通过严谨的前期阶段实验的药物作最后阶段的评估,如果药物还能维持期望中的疗效,且优于目前已存在的药物效果,才可以进行推广上市。

为了确保受试者的安全,所有临床试验必须在国家食品药品监督管理局(CFDA)监管下,由医院(机构)伦理对临床试验前期严格审核,并由稽查单位定期对临床试验项目安全执行及各项操作稽查,所有审查委员均会以受试者之立场严格帮受试者把关。在一个新药正式上市前,医生让患者服用(使用)这个新药,必须得到患者/监护人的同意,经过一定的疗程后,看看这个药的疗效和不良反应。如出现任何严重不良反应,患者/监护人可自行决定是否继续参加或退出,包括医生在内的所有人都无权干涉,同时会获得知情同意书中所规定的相应赔偿。当然,安全性只是相对的,没有办法保证绝对安全,毕竟药物也会有不良反应。

唯有经过严谨的临床试验才能判定药物是否有其号称的疗效,临床试验为寻找新的治疗药物和方法提供了安全有效的途径。

(王玲珍　王艺霖)

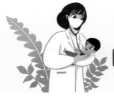

白血病与淋巴瘤病理

1."白血病"是什么？血真的变白了吗？

血液中的白细胞是人体的"卫士"细胞，由骨髓中的造血干细胞发育而来。当造血干细胞异常增生且发育受阻时，血中出现大量"未成年"无功能白细胞，引发贫血、出血、感染和器官浸润等症状，称为"白血病"，本质上是一种造血系统恶性肿瘤。因此，白血病因血中出现大量幼稚白细胞而得名，而非血变白了。

2.淋巴造血肿瘤是如何发生的？生活中应该如何防护？

当淋巴造血干细胞的基因突变时，这些干细胞无法发育成具备正常功能的成熟细胞，而是维持在一种幼稚状态。这些无功能的幼稚细胞大量增殖，导致肿瘤发生。

引发细胞基因突变的原因包括：①病毒感染：常见致瘤病毒有 EB 病毒、逆转录病毒、人疱疹病毒及麻疹病毒。②化学因素：苯剂、烷化剂和细胞毒药物等均可导致基因损伤。③电离辐射。④遗传因素：先天性基因缺陷。

做好产前筛查可以避免基因缺陷患儿的出生。平时生活中，首先应让孩子养成良好的生活习惯、增强身体素质、提高机体免疫力，能够降低病毒感染的风险及致病力。其次，要避免对孩子的生活环境进行过度装修，劣质油漆涂料、板材黏合剂中存在大量苯、甲醛等化学毒剂，某些装修石材中还含有放射性物质，这些都可以导致肿瘤的发生。

3.好发于儿童的淋巴瘤的类型及特点是什么？

淋巴细胞是参与人体炎症和免疫的细胞，分为两类，即 T 细胞和 B 细胞。好发于儿童的淋巴瘤就是由这两种细胞发育增殖异常引起的，常见类型包括：

（1）淋巴母细胞性淋巴瘤：是儿童最常见的淋巴瘤。尽管是恶性肿瘤，但 B

淋巴母细胞性淋巴瘤(B-LBL)整体预后很好,患儿存活率约为80%;而T淋巴母细胞性淋巴瘤(T-LBL)则容易复发耐药。B-LBL的患儿常表现为头颈皮肤结节、淋巴结肿大、关节疼痛、不愿走路;T-LBL患儿常表现为胸腔(前纵隔)巨大肿物,肿物压迫胸腔导致呼吸、吞咽困难等。

(2)弥漫大B细胞性淋巴瘤:简称"弥漫大B",是10岁以上儿童最常见的淋巴瘤。大部分肿瘤对化疗高度敏感,治愈率可达90%以上,但发生在胸腺的大B细胞淋巴瘤对化疗不敏感,预后不好。

(3)伯基特(Burkitt)淋巴瘤:为恶性程度很高的一种淋巴瘤,与EB病毒感染相关,面颈部和眼眶是最常发病的部位。

(4)ALK阳性间变性大细胞淋巴瘤:是儿童最常见的成熟T细胞淋巴瘤。肿瘤容易侵犯脑和皮肤,预后很差。这类肿物存在ALK基因突变,患儿可在医院病理科行基因检测明确,有相应的分子靶向药用于治疗。

(5)儿童系统性EB病毒阳性T细胞淋巴组织增殖性疾病:是一种亚洲儿童好发的T细胞克隆性增生性疾病,与EB病毒感染相关。患儿常见发热、淋巴结肿大、肝脾大、血细胞减少、皮疹等症状,血清学检查见EB病毒抗体减少或缺失。多数病例病情发展迅速,死亡率高。造血干细胞移植是对此病最有效的治疗手段。

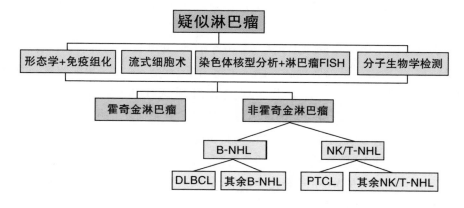

4.病理诊断淋巴瘤为什么不建议使用穿刺活检组织?

肿瘤穿刺活检是病理诊断的一种重要方法,这种方式伤口小、对患者损伤轻且恢复快,对绝大多数实体肿瘤都能准确诊断,在临床上应用广泛。但针对淋巴瘤这种疾病,病理科更建议患者切除完整淋巴结或切除稍多量的肿瘤组织用于诊断,原因如下:

（1）淋巴瘤的诊断需要看到组织结构全貌，粗针穿刺仅能提供局部组织图像，易造成误诊。

（2）淋巴细胞核大浆少，穿刺时细胞容易挤压变形，影响病理医生观察判断。

（3）活检穿刺病理诊断报告时间短，组织标本常固定不充分，影响后续组织形态及免疫组化染色结果，这些都会干扰病理诊断，增加误诊、漏诊风险。

因此，条件允许时，请尽量选择手术切除的方式送检淋巴瘤。

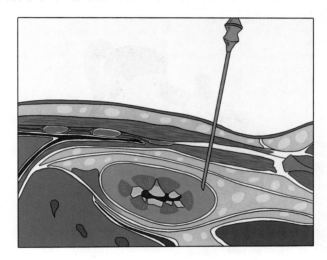

5.到上级医院病理科会诊淋巴瘤需要准备哪些材料？

患儿家长经常会遇到淋巴瘤在当地医院诊断不明确，需要到上级医院会诊的情况。会诊需要准备的材料包括：

（1）当地医院病理科出具的病理报告原件或复印件。

（2）当地医院病理科制作的病理HE切片及所有免疫组化染色切片。

（3）从当地医院借出含肿瘤组织的蜡块或薄切白片（厚度3～4微米）10～15张，用于会诊医院进一步行相关检查。

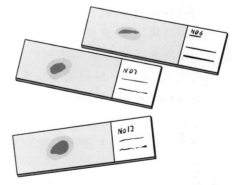

（4）所有其他临床检查资料：影像学报告单、实验室检测单、门诊或住院病

历等材料。如肿物长在体表(皮肤肿块、皮疹等),可于手术治疗前拍照留存。

6.病理医生的工作职责是什么?

经常有患儿家长在领取病理报告单或会诊结束后,询问病理医生接下来如何治疗。病理医生的工作职责是明确疾病类型,如告知患者是哪种类型的白血病或淋巴瘤。关于治疗方面的问题,患者可以携带病理诊断报告及分子病理报告,去儿科、血液科或肿瘤科门诊咨询,这些科室的临床医生会根据病理诊断结果为患者制定专业的治疗方案。

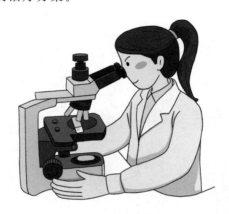

7.淋巴造血系统病理诊断的三大法宝是什么?

病理诊断主要依靠对显微镜下组织细胞形态的观察,组织学染色、免疫组化和分子病理被称为淋巴造血系统病理诊断的三大法宝。组织学染色可以让细胞"现出真身"。病理科最常用的染色法是苏木素-伊红(HE)法,苏木素将细胞核染成深蓝色,伊红将细胞浆染成粉红色,在明艳的色彩对比下,细胞的结构被描画得清清楚楚,这些形态特征能帮助病理医生进行诊断。免疫组化能标记出肿瘤细胞的特异性蛋白,不同肿瘤表达不同类型的蛋白,病理医生可通过免疫组化染色结果判断肿瘤类型。分子病理是近些年出现的新技术,它从基因学的角度解读疾病,不仅能够精准识别特异性的基因突变,帮助病理医生明确肿瘤类型,还能帮助患者寻找合适的分子靶向药物进行治疗。随着医学科学的不断发展,这三大技术也在不断完善精进,推动了淋巴造血疾病的精准诊疗。

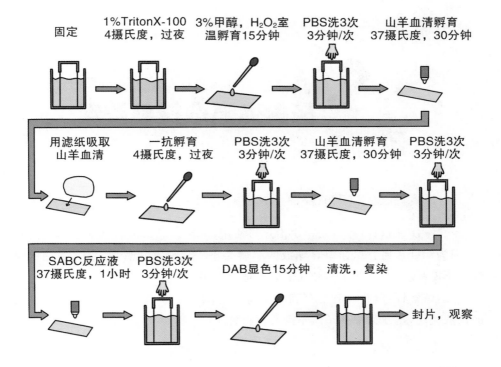

（李魏玮）

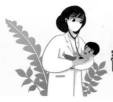

静脉通道选择与护理

1.儿科有哪些常用的输液工具？

（1）一次性钢针：一般是单次治疗时使用，通常在急诊或者诊所里面用的较多，因为钢针在血管里面留存输液的时候会不停地刺激血管壁，所以使用的时候手不能乱动，通常儿童静脉输液时不适合使用。

（2）留置针：留置针就是穿刺后会有一个软管留在血管中，可用于 3～5 天的输液使用，这几天中孩子就不需要再打针了。

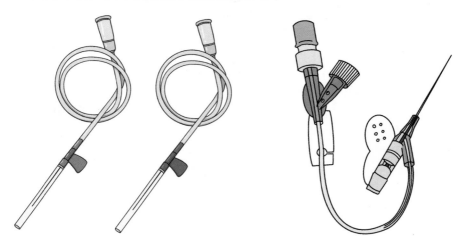

（3）中线导管：中线导管的长度一般是 7～20 厘米，通常是在上臂进行穿刺，导管沿着血管走向最后停留在锁骨附近，使用这种导管输液可以维持一个月，中间每 7 天进行一次穿刺位置维护，检查导管使用情况，对于住院时间在一个月左右的患儿，可以选择这种导管。

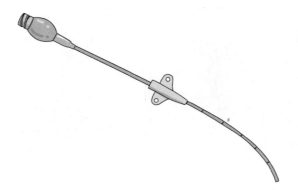

（4）PICC 导管：PICC 导管长 50～60 厘米，通常是在上臂进行穿刺，特殊情况下可以在锁骨下、脖颈处或者下肢进行穿刺，一般用来输注刺激性或者发疱剂的药物也就是一些化疗使用的药物，这些药物刺激性很强，如果用留置针或者中线导管，会对血管造成永久性损伤。PICC 导管最后留置的位置在上腔静脉和右心房的交界处，因为上腔静脉血流较快，一分钟可以达到 2.5 升，刺激性的药物输注后会迅速被血液稀释，减少刺激。PICC 导管可以使用 30 天到 1 年，使用期间可以带管回家，但是要每周定期到维护网点进行维护，相对麻烦一些，平时带管时也需要注意观察导管穿刺的位置，有问题及时反馈。

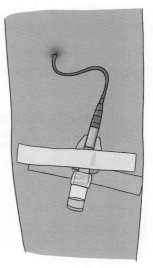

（5）输液港：输液港分为胸壁港和手臂港，区别是胸壁港在颈内静脉穿刺，港座留置的位置在胸部，手臂港是在上臂进行穿刺，港座留置的位置在上臂，它们的导管留置位置都是在上腔静脉与右心房的交界处，与 PICC 一样，所以可以输注刺激性及发疱剂的药物也就是化疗药物，留置时间长达几年不等。港座在皮下就有很好的优势，会更加安全，感染概率较低，比较美观。输液期间也需要同 PICC 一样每周维护一次，出院回家后可以一个月再维护一次，这样对于患者来说可减少维护次数，减少了返院的麻烦，提高了孩子和家庭的生活质量。

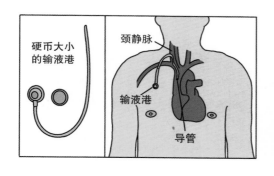

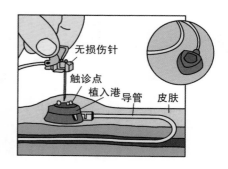

2.儿童肿瘤患者应该怎样选择输液工具?

根据输液工具的分类,我们可以了解输液工具的区别,儿童恶性肿瘤的主要治疗方式是静脉输注化疗药物,可选择的输液工具有 PICC、输液港(胸壁港和手臂港),不建议选择留置针、中线导管和中心静脉导管(CVC),禁止使用钢针输液。

化疗方案少于一年者,建议选择 PICC,化疗一年以上者如急性淋巴细胞白血病患儿,建议选择输液港。输液港的选择又按年龄划分,婴幼儿建议全麻下行胸壁输液港植入术,10 岁及以上患儿且上臂贵要静脉条件好者(符合静脉输液指南要求),患儿依从性好,可选择局部麻醉超声引导下的手臂输液港植入术,港座在上臂内侧更加隐蔽美观,不但可以背双肩包、系安全带等,亦能有效预防胸壁港穿刺时的一些相关并发症。

3.PICC 有哪些居家注意事项?

(1)在日常活动、穿衣睡觉、饮食营养等方面,有些地方需要额外注意:在日常活动方面,置管侧手臂不可以拎重物(≥3.6 千克);不可以背包、抱小孩、拖地、拄拐杖、用力抓握;不可以进行游泳、打球、引体向上、举哑铃、手臂用力旋转等运动;不可以扎止血带、测血压;不可以穿袖子过紧的上衣及侧卧向置管手臂一侧睡觉。

置管侧手臂做握拳、伸展等柔和运动,有助于促进上肢静脉回流,改善血流动力学指标,从而预防上肢静脉血栓的发生,平时也可以借助握力球来进行锻炼(采用握 2 秒、松 2 秒的锻炼方式,锻炼效果最明显)。

(2)在饮食营养方面,保证每天 1600~2000 毫升的饮水量,注意饮食营养和卫生,保证营养丰富,口味清淡,避免辛辣刺激食物。

(3)PICC 导管需要保持一天 24 小时不间断的穿刺点皮肤干燥,避免贴膜处渗水,以防止局部感染、静脉炎及导管脱落等并发症的发生,但这并不意味着不能洗澡。

洗澡时可以通过自制防水保护套,或购买现成的防水护套、袖套、肘套等,来杜绝洗澡时水/水气的渗入,在包裹时,包裹面积要尽量大一些,至少距离穿刺处上下 15 厘米左右。此外,洗澡时应淋浴,而不是坐浴、盆浴,避免长时间浸泡置管侧手臂。

(4)回家后,若遇到穿刺点渗血渗液,穿刺点有疼痛、脓性分泌物,发热,体温超过 38 摄氏度,置管侧手臂水肿,臂围增大 2 厘米,或导管脱出、断裂的情况,需要及时到医院处理。当导管发生断裂时,立马将断裂处翻折,用胶带固定,将断裂的导管带回医院处理。

(5)定期维护是助力 PICC 导管通畅使用的关键。在维护时,护士会进行测臂围,局部消毒,更换透明敷料和输液接头,以及冲洗导管等重要操作,而需要患儿配合的就是每七天到 PICC 门诊一次,自行延期很可能增加堵管、感染等导管并发症的发生风险,最终导致导管无法正常使用。

PICC使用居家禁止事项

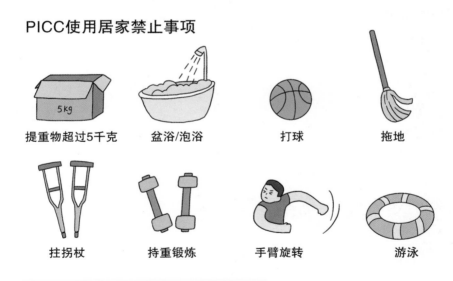

| 提重物超过5千克 | 盆浴/泡浴 | 打球 | 拖地 |

| 拄拐杖 | 持重锻炼 | 手臂旋转 | 游泳 |

4.输液港居家护理有哪些注意事项?

(1)保持局部皮肤清洁、干燥、卫生,观察输液港周围皮肤有无发红、肿胀、灼热、疼痛等炎性反应。

(2)植入手臂港后的一周内,应适当活动患侧手臂,如握拳活动,防止血栓形成。

（3）患儿可进行一般家务劳动,轻松运动,需避免使用同侧手臂提过重物品（5千克）、过度活动等。

（4）上臂输液港植入患儿要避免这一侧手臂做引体向上、托举哑铃、打球、挂拐杖、抱小孩等活动。

（5）如果发生了剧烈咳嗽、呕吐等情况,应及时向医务人员说明,防止导管尖端移位。

（6）避免重力撞击输液港部位。

（7）胸壁港植入患儿避免肩带、安全带、双肩包等异物对港体的摩擦。

（8）输液港居家可以一个月维护一次（冲管、封管）,注意上次维护日期,不要超期,要到正规的医院网点进行维护,携带输液港维护手册,以便医务人员查看记录。

（9）一旦出现胸痛,胸闷,局部皮肤红、肿、热、痛、硬结等,应立即回医院处理。

（10）当总的治疗方案完成,输液港无存在必要时,应及时联系医务人员并返院取出输液港。

（张红　李延芳）

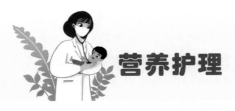

营养护理

1.血液肿瘤患儿的营养代谢特点是什么?

孩子为了维持正常的生理功能,满足各项体力活动及生长发育的需要,必须每日从食物中摄取各种营养素和能量,如蛋白质、脂类、糖类、矿物质、维生素和水。荷瘤机体由于肿瘤细胞繁殖耗能等原因,患儿能量消耗和营养需求增加,而利用效率降低,这也是机体发生营养不良的重要原因。

血液肿瘤患儿葡萄糖耐受性和胰岛素敏感性下降,葡萄糖利用率下降,糖异生增加,糖代谢发生异常;蛋白质代谢的变化较为复杂,主要表现为机体蛋白质分解增加,出现负氮平衡和氨基酸代谢异常,大量的氨基酸被用于糖异生和血液肿瘤细胞自身蛋白合成及生长需要,如支链氨基酸和谷氨酰胺等;血液肿瘤患儿脂肪代谢也呈现明显异常,脂肪储备减少,外源性脂肪利用能力下降,易出现高脂血症。

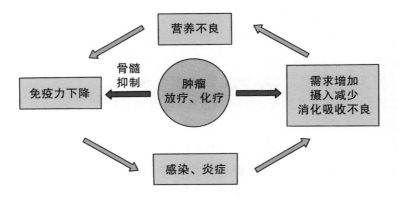

2.哪些因素容易造成血液肿瘤患儿营养不良?

营养不良在血液肿瘤患儿中较为常见,影响因素包括能量和营养素代谢改变、影响食物摄入的症状、肿瘤治疗后的不良反应及患儿自身的生长发育需求等。

血液肿瘤患儿损耗增加，易出现能量和蛋白负平衡。另外，患儿可表现出厌食、恶心、呕吐、腹泻、精神不振、贫血等症状，这些均会影响营养物质的摄入，从而导致营养不良。同时，患儿经过抗肿瘤治疗后出现的不良反应会进一步加剧异常状态，主要表现为神经性厌食、恶心、呕吐等。抗肿瘤药物抑制肿瘤细胞的同时，也会损伤胃肠道表面的正常细胞，造成肠道吸收表面积减少、肠道损害及萎缩，引起吸收障碍。抗肿瘤药物若引起骨髓抑制，还可能出现免疫功能下降，感染风险增加，会进一步干扰机体的代谢状态。年龄小的患儿更易出现急性营养不良，可能与营养储备有限和生长发育需求高有关。

例如，急淋患儿治疗常用的化疗药物培门冬酶、左旋门冬酰胺酶不良反应较多，可诱发急性胰腺炎。为减少胰腺炎的发生，使用期间建议行低脂饮食，这无疑会增加膳食摄入的难度，有些家长对低脂饮食有一定误解，甚至杜绝患儿摄入所有含脂肪的食物（包括瘦肉、鱼虾、鸡蛋、牛奶等），从而增加营养不良的发生风险。

3.营养不良会对血液肿瘤患儿造成哪些影响？

营养不良可对血液肿瘤患儿造成一系列短期和长期的危害。营养不良最直接的后果是体重的丢失和肌肉的减少。体重下降的患儿，虽然化疗的剂量小，但不良反应更多、更重，治疗反应性及体力状态更差，尤其是肌肉减少的患儿。食物中蛋白质、维生素 A、维生素 C、B 族维生素、矿物质和某些抗氧化成分和植物因子与免疫力密切相关。患儿摄入食物减少后，可能引起贫血和免疫功能下降，易发感染。由于营养不良对患儿肿瘤治疗反应性和耐受性等方面的影响，发生营养不良的患儿住院时间更长，住院费用更高。

营养不良还可能对患儿产生长期危害，包括生长迟缓，体重和身高降低，并发症增加，生活质量下降，肿瘤复发，长期生存率降低及死亡率增加等。因此，家长应注意患儿合理膳食，避免营养不良的发生，一旦发生，应尽早对血液肿瘤患儿营养不良进行干预，可以咨询医生及营养师，在其帮助下进行规范的营养治疗，这对于患儿的肿瘤治疗和预后都至关重要。

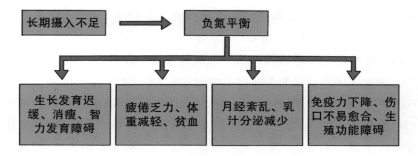

4.血液肿瘤患儿为什么容易肥胖?

有研究报道,29％～69％经过治疗后存活的急性淋巴细胞肿瘤患儿发生了超重或肥胖。那么,为什么血液肿瘤患儿容易发生肥胖呢？一方面,很多患儿确诊后,丧失了运动的兴趣和运动的能力,家长也经常会护理过度,尽量减少孩子运动的机会,使得患儿运动量大大减少。另一方面,肿瘤化疗及糖皮质激素的使用也会使患儿机体代谢紊乱和内分泌失调。若进行放疗,还可能损伤下丘脑,进而影响代谢。代谢紊乱和内分泌失调出现后,身体成分会发生改变,如内脏脂肪堆积,也可能引起瘦素不敏感、胰岛素抵抗、生长激素缺乏,这些都与肥胖发生有关。肥胖并不利于血液肿瘤患儿的治疗和预后,包括耐药性增加、复发和代谢性疾病风险增高等。

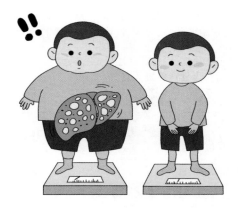

5.什么是营养风险？如何对血液肿瘤患儿进行营养风险筛查?

营养风险是指现存的或潜在的与营养因素相关的导致患者出现不利临床结局的风险,并不是指出现营养不良的风险。营养风险是与临床结局密切相关的。目前,常用的营养风险筛查工具有营养风险筛查 2002(NRS 2002)、营养不良通用筛查工具(MUST)、儿科营养不良筛查工具(STAMP)及营养状况和生长风险筛查量表(STRONG kids)等。

针对血液肿瘤患儿进行营养风险筛查的常用方法有 STAMP 和 STRONG kids 等。国家临床营养专业医疗质量控制中心指出,2～17 岁的住院儿童可使用 STAMP 进行儿童营养风险筛查。STAMP 在英国、西班牙及国内部分医院曾进行过有效性验证,是较为可靠的儿童营养风险筛查工具,血液肿瘤患儿可采用此筛查工具。STAMP 筛查内容包括临床诊断和营养相关风险判断、膳食摄入调查及身高体重的测量和评价三个方面。评分标准和判定结果见下表。患儿家长可以参考此筛查表了解患儿的营养风险,及时干预。

STAMP 筛查表

姓名	性别	年龄		
	评分项目		分值	评估结果
疾病风险	正常营养需求		0 分	
	小手术、饮食行为问题、心脏病、糖尿病、神经肌肉病、精神疾病、脑瘫、胃食管反流、唇/腭裂、呼吸道合胞病毒感染、乳糜泻、单一食物过敏/不耐受		2 分	
	大手术、吞咽困难、肠衰竭/顽固性腹泻、肾病/肾衰竭、克罗恩病、囊性纤维化、烧伤/严重创伤、肝脏疾病、积极治疗中的肿瘤、先天性代谢异常、多种食物过敏/不耐受		3 分	
营养摄入	饮食较前无变化且营养摄入良好		0 分	
	饮食较前进食减少一半及以上		2 分	
	无营养摄入		3 分	
生长情况	相似的百分位数/栏		0 分	
	＞2 个百分位数/栏		1 分	
	＞3 个百分位数/栏(或体重＜第 2 个百分位)		3 分	
	得分			

分数≥4 分:高风险,须进行营养诊疗,请通知营养科医师会诊。

分数 2～3 分:中等风险,须连续 3 天监测营养摄入状况,3 天后再行筛查。

分数 0～1 分:低风险,可继续常规临床治疗,每周重测。

筛查者签名:_____　时间:_____年____月____日____时____分

6.血液肿瘤患儿的营养需求是什么？

鉴于血液肿瘤患儿的营养代谢特点,营养支持总体原则是高蛋白、高热量,并辅助适量的维生素和矿物质。为了达到或维持健康体重、纠正负氮平衡,患儿营养供给要适当增加能量,摄入充足的蛋白质,补充充足的矿物质和维生素,尤其是维生素 C 及 B 族维生素。不同年龄、不同性别的正常儿童需要的能量和营养素有所差别,食物的摄入量也不同,每日各类食物建议摄入量见下表(引自《中国居民膳食指南(2022)》)。

正常儿童每日各类食物建议摄入量

食物	2～3 岁	4～5 岁	6～10 岁	11～13 岁	14～17 岁
谷类/g	75～125	100～150	150～200	225～250	250～300
薯类/g	适量	适量	25～50	25～50	50～100
蔬菜/g	100～200	150～300	300	400～450	450～500
水果/g	100～200	150～250	150～200	200～300	300～350
畜禽水产类/g	50～75	50～75	80	100	100～150
蛋类/g	50	50	25～40	40～50	50
奶类/g	350～500	350～500	300	300	300
大豆/g	5～15	15～20	15	15	15～25
坚果/g	—	适量	7～8	7～10	7～10
烹调油/g	10～20	20～25	20～25	25～30	25～30
食盐/g	<2	<3	<4	<5	<5
饮用水/mL	600～700	700～800	800～1000	1100～1300	1200～1400

血液肿瘤患儿饮食可在正常儿童饮食基础上进行调整,适当增加富含优质蛋白和支链氨基酸食物的比例,如畜禽肉、鱼虾、蛋和奶制品。患儿经口摄入不足时,可增加口服营养补充、肠内营养或肠外营养。存在生长发育异常、电解质紊乱或合并其他疾病等身体状况复杂的患儿可由专业的人员进行营养筛查和营养评估后行个体化干预。有些特殊药物使用期间需要注意饮食调整,如左旋门冬酰胺酶药物化疗期间采用低脂饮食,因此家长还应遵守医生的饮食医嘱。

7.低脂饮食的饮食原则和食物选择是什么?

低脂饮食是要控制食物中脂肪的摄入量,但并不是脂肪越低越好。如果食物脂肪过低,则蛋白质和微量营养素也会摄入不足。根据脂肪控制量的多少,一般分为四个级别:完全不含脂肪的纯碳水化合物膳食;严格限制脂肪膳食,包括食物所含脂肪及烹调油,每天不超过 20 克;中度限制脂肪膳食,食物所含脂肪及烹调油,每天不超过 40 克;轻度限制脂肪膳食,食物所含脂肪及烹调油,每天不超过 50 克。在食物选择上尽量做到食物多样化,除选择脂肪含量低的食物外,还应减少烹调用油,烹调方法以蒸、煮、炖、烩为主。禁用油炸食物、肥肉、猪油及含脂肪多的点心,少用全脂奶,可用脱脂奶、蛋清、鱼虾禽肉类、蔬菜水果等。对于已经发生急性胰腺炎的患儿,应采用严格限制脂肪的低脂饮食。左旋门冬酰胺酶化疗期间,为预防胰腺炎的发生,根据患儿情况,可采用中轻度限制脂肪的低脂饮食。中度限制脂肪的膳食食谱举例见下表。

中度限制膳食脂肪的食谱举例

餐次	食物和用量
早餐	小米粥(小米 50 克),素包子(面粉 50 克、豆腐 50 克、木耳 10 克、西葫芦 50 克)
加餐	脱脂奶 130 毫升,面包片 30 克
午餐	馒头 100 克,清蒸鲈鱼 100 克,清炒黄瓜胡萝卜(黄瓜 100 克、胡萝卜 50 克),西红柿菠菜汤(菠菜 25 克、西红柿 100 克)
加餐	苹果 200 克
晚餐	米饭 100 克,豆腐鸡肉末(豆腐 100 克、鸡胸肉 50 克),芹菜炒蛋清(芹菜 150 克、蛋清 50 克)
加餐	脱脂奶 130 毫升
油盐用量	全天烹调油 18 克,盐 5 克

8.患儿治疗过程中发生的进食相关不良反应有哪些？应对不良反应的饮食对策有哪些？

血液肿瘤患儿化疗后食欲变差比较常见，是引起营养不良的重要原因，也是困扰家长的一大"难题"。家长首先要调整好自己的状态，不要因不良的情绪影响孩子，也不要强迫孩子进食。家长在给孩子制作食物时，尽量每天采用不同的食谱，新的食物会促进患儿的食欲。也可以改变制作的烹调方式，丰富食物的色香味。选择一些健脾开胃的食物，可提高患儿的食欲，如话梅、草莓、橙子、山楂、山药、木瓜、白扁豆等，富含蛋白酶和有机酸，具有促进食欲的功效。患儿也要避免过度护理，进行适量的运动，并增加富含膳食纤维蔬菜的摄入，促进胃肠道的功能。

除了食欲下降外，治疗过程中还可能出现恶心、呕吐、腹泻、便秘等不良反应。恶心、呕吐较严重的患儿应少量多餐，每日进 6～8 餐。建议患儿每天间歇性补水，小口多次饮用，如白开水、果蔬汁或清淡的蔬菜汤等，以预防脱水，每次呕吐后增加半杯水。尽量选择清淡、细软、易消化食物，如蔬菜龙须面、鸡丝面、蛋羹、余丸子、豆腐、馄饨、清蒸鱼等，避免油腻、刺激、辛辣、味道强烈的食物。对味道敏感的患儿，食用食物宜温不宜热，饮用流质食物可以用吸管小口啜饮。如果口腔出现异味，可以多用温水漱口，或含化柠檬糖、薄荷糖等。患儿饭后身体尽量保持直立或半倾位至少 1 小时，或起床活动来分散注意力。

患儿经过治疗若出现腹泻，饮食措施与恶心呕吐有很多的重叠性，包括增加餐次、补水及食用清淡易消化食物等。除此之外，还要限制牛奶、蔗糖等易产气的食物，过冷、过热和韭菜、芹菜、粗粮等富含膳食纤维的食物，减少胃肠道刺激。患儿若出现功能性便秘，首先要养成良好的饮食习惯和排便习惯，定时排便，避免不吃早餐。增加饮水量，每日晨起饮 1 杯清水，刺激"胃-结肠反射"。增加运动量，体力差者可少量多次，循序渐进增加。适当增加膳食纤维的摄入。富含膳食纤维的食物有韭菜、芹菜、菠菜、豆芽、玉米、糙米、杂豆、魔芋等。同时，限制食用咖喱、辣椒等刺激性食物和调味品。

9.化疗结束后孩子饮食需要注意什么？

血液肿瘤患儿化疗结束后，合理膳食是快速恢复体力、巩固治疗效果、提高生活质量的重要手段。食物多样、营养均衡是患儿康复的基本保障。建议患儿每天进食食物种类达到 12 种以上，每周达到 25 种以上，其中谷薯、杂豆类平均每天 3 种以上,每周 5 种以上;蔬菜、菌藻及水果平均每天 4 种以上,每周 10 种以上;畜禽、鱼、蛋类平均每天 3 种以上,每周 5 种以上;奶、大豆和坚果类平均每天 2 种以上,每周 5 种以上。饮食要荤素搭配、清淡可口,不偏食、不挑食,保证充足的能量和蛋白质摄入。患儿化疗结束后,建议多食富含抗氧化营养素等具有抗癌作用的食物,如深色的叶菜,香菇、蘑菇、木耳、银耳、海带、紫菜等菌菇类蔬菜,各种新鲜水果,燕麦、小麦胚芽、黑米、薏米等全谷物,花生、核桃、杏仁、开心果等坚果,黄花鱼、带鱼、三文鱼、沙丁鱼、金枪鱼等富含 ω-3 多不饱和脂肪酸的海鱼。患儿化疗后还要关注零食的选择,在不影响正餐的基础上,选择干净、卫生、营养价值高的零食,补充正餐摄入的不足,可选择坚果、水果及奶制品,少吃含盐、油或添加糖多的食物,如汉堡、薯条、含糖饮料等。

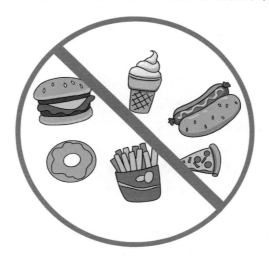

（黄晓莉）

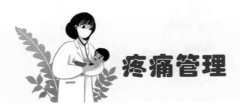

疼痛管理

1.孩子患病接受治疗时,可引起疼痛的原因有哪些?

孩子在患病和治疗过程中多伴随疼痛感觉,常见的引起疼痛的原因可分为三类:

(1)治疗前的疼痛,就是原发疾病导致的疼痛。通常来说,肿瘤在早期阶段疼痛不明显或症状比较轻微,随着疾病的发生、发展,患病和受累的部位会出现明显疼痛。另外,由于肿瘤生长比较迅速,会压迫周围的组织、器官以及神经,会造成机械性疼痛;中晚期会出现转移症状,若转移到骨、脑等部位,会引起病理性骨折、神经性疼痛等,且夜间疼痛更加明显,甚至剧痛;此外,肿瘤会使大量的组织缺血、坏死,可引起神经精神系统症状,出现明显疼痛。

(2)治疗过程中的疼痛,包括化疗不良反应、化疗药物外渗等。化疗药物可使癌细胞破裂、死亡,但同时也会对正常细胞造成伤害,如甲氨蝶呤类药物可能引起口腔溃疡,激素类药物可能引起胃痛、缺钙性骨痛,化疗药物从静脉输入时发生外渗可引起静脉血管红、肿、热、痛,严重时会导致皮肤组织坏死、溃烂。

(3)治疗过程中有创操作导致的疼痛,如骨髓穿刺、腰椎穿刺、打针、抽血、放置引流管等都可以引起疼痛。

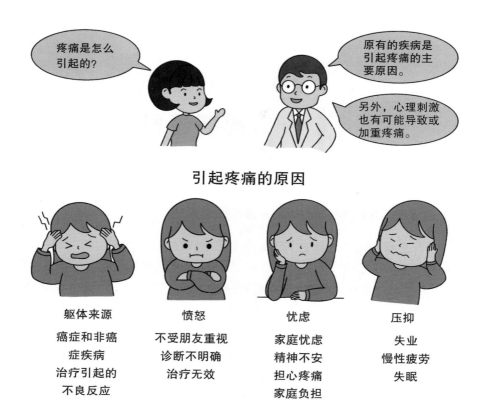

引起疼痛的原因

躯体来源	愤怒	忧虑	压抑
癌症和非癌 症疾病 治疗引起的 不良反应	不受朋友重视 诊断不明确 治疗无效	家庭忧虑 精神不安 担心疼痛 家庭负担	失业 慢性疲劳 失眠

2.疼痛可能给孩子带来哪些影响?

疼痛不仅会使孩子遭受痛苦,更重要的是可对机体造成明显的不良影响,带来各种并发症,有些严重的并发症是致命的,如高血压、脑出血等。

(1)对心血管系统的影响:疼痛刺激可引起人体内激素和活性物质的释放增加,引起血压升高、心动过速和心律失常。对心脏功能低下的孩子,可引起心力衰竭。

(2)对呼吸系统的影响:由于疼痛的影响,孩子往往不敢正常呼吸,这就很容易导致缺氧和二氧化碳在体内蓄积;在有些情况下孩子呼吸速度会增快,长时间的疲劳呼吸可能导致呼吸功能衰竭。

(3)对机体免疫机制的影响:由于疼痛,许多孩子无法安静入眠,并且疼痛可能引起免疫系统改变,使孩子对病菌的抵抗力减弱,受感染和其他并发症的发生率增加。

(4)对凝血功能的影响:疼痛引起的应激反应对机体凝血功能的影响包括

使血小板更易聚集,纤维蛋白溶解能力降低,使机体处于高凝状态,容易出现血栓或心血管意外。

（5）对内分泌功能的影响:疼痛可引起体内多种激素释放,导致高血糖、蛋白质和脂质分解代谢增强。

（6）对情绪的影响:长时间失眠会严重影响孩子的体力和情绪,最常见的情绪反应是抑郁和愤怒,孩子或沉默寡言,或烦躁易怒,严重影响其和他人的正常交往,造成家庭关系紧张和人际关系质量下降。

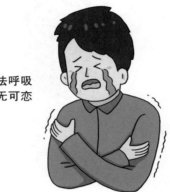

痛到无法呼吸
痛到生无可恋

3.孩子疼痛时,家长需要让医护人员了解什么?

为了能更好更快地帮助医护人员判断孩子疼痛的原因并缓解疼痛,孩子疼痛时需要让医护人员了解如下内容:

（1）鼓励孩子自己指出疼痛的位置,而不是诱导似地询问孩子是不是头痛、腹痛。因为在有些情况下,受疼痛的困扰及面对医务人员时紧张情绪的影响,不疼的部位孩子也会点头说疼,反而将疼的部位隐藏,这会影响医护人员的判断。

（2）鼓励孩子说明疼痛的规律,如多久疼痛一次,每次持续多长时间,什么情况下会减轻,什么情况下会加重等。

（3）让孩子描述疼痛时的感觉,如像虫子咬一样的疼痛,放电一样的疼痛,还是拍打样的疼痛等。

（4）观察疼痛发作时孩子的表现,孩子能否忍受,安抚是否有用,或借助一些专业工具来帮助判断疼痛的程度。若孩子年龄很小,或不能描述疼痛,就需要家长细致观察,医护人员进行体格检查、必要的辅助检查等来发现问题、解决问题。

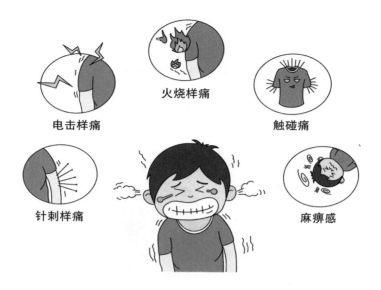

火烧样痛

电击样痛

触碰痛

针刺样痛

麻痹感

4.如何评估疼痛?

疼痛是一种主观感受,虽然该感受无法计量,但同样可以进行评估量化。评估疼痛的方法有三种,即数字评定量表法、面部表情疼痛量表法、言语描述量表法。数字评定量表法、言语描述法适用于清醒状态下可以配合问答的大龄儿童,孩子描述的疼痛等级越低,则患者的疼痛程度越低,相反,孩子描述的疼痛等级越高,则疼痛程度越高;面部表情疼痛量表法更适用于评估孩子的疼痛程度,可以询问家长孩子疼痛时的表情,通过对应的脸谱表情评估疼痛程度,笑脸代表不痛,哭脸代表痛,中间有过渡阶段。

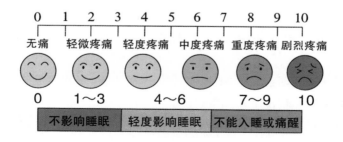

5.哪些办法可以帮助孩子减轻疼痛?

罹患肿瘤的孩子会出现疼痛,疼痛带来的伤害是很痛苦的,可通过心理暗示法、物理止痛法、分散转移注意力法、药物止痛法四个方法来调理。

（1）心理暗示：家长和朋友应试着安抚、鼓励孩子，让孩子能有积极的态度，建立战胜疾病的信心和勇气，合理安排日常饮食，有必要做康复训练，尽可能保证充足睡眠，提高孩子的免疫能力，以此来缓解疼痛。

（2）物理止痛方法：通过对皮肤周围刺痛的刺激达到止痛的效果，如抚摸疼痛部位、涂抹清凉止痛药等方法，也可将热水袋敷在湿毛巾上做局部热敷。

（3）分散和转移法：鼓励孩子不要过多关注疾病，试着看欢快的动画片，听听舒缓的音乐，与家人聊天等分散和转移注意力，减轻痛苦。同时，鼓励孩子放松肌肉，带领孩子共同做深呼吸或闭上眼睛，也可以做一些有氧运动。

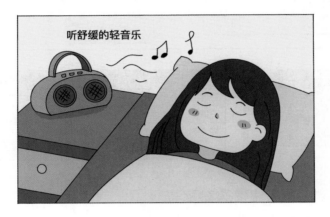

（4）药物镇痛：在孩子难以忍受疼痛时，给予止痛药缓解疼痛。

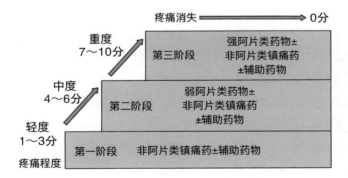

6.什么样的疼痛可以使用阿片类药物来控制？

镇痛药是用来解除或缓解疼痛的药物，肿瘤患儿所承受的疼痛有很多是不能耐受的，世界卫生组织明确指出，任何疼痛患者，只要疼痛程度达到"中重度"，都应当使用适当的阿片类药物来控制疼痛，以缓解不适，减轻心理负担，提高生活质量。阿片类药物分为强阿片类(吗啡、芬太尼、瑞芬太尼、舒芬太尼、哌替啶等)及弱阿片类(可待因等)两类,通过与外周或中枢(骨髓和脑)的阿片受体结合发挥镇痛作用,弱阿片可用于中度疼痛,强阿片主要用于重度疼痛。

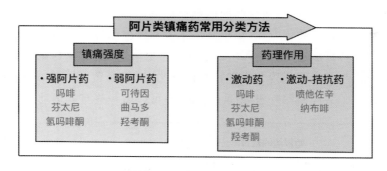

7.阿片类药物会使孩子成瘾吗?

阿片一词广义是指与鸦片有关的所有化合物,在希腊语中是汁的意思,是指从鸦片罂粟的汁中提取出的药物,鸦片中含有 20 多种生物碱,其中吗啡的含量最多,而吗啡正是目前应用最为广泛的阿片类镇痛药物。对于很多人来说,恐惧阿片类药物"成瘾"具有普遍性意义,这也是阿片类药物在疼痛治疗上的主要障碍。实际上,目前在治疗慢性疼痛中使用吗啡和其他阿片类止痛剂是口服控缓释剂型或透皮贴剂型,药物缓慢释放、吸收,血药浓度能在较长时间内保持稳定浓度,不会造成血药浓度迅速上升,达不到成瘾的浓度,因而是安全的。近年来,治疗癌痛的阿片类止痛药用量出现明显增加趋势,而滥用阿片类药物的人数却逐渐下降,证明阿片类止痛药规范应用并未增加阿片类药物滥用的危险,对剂量需求的增加并不是阿片类药物"成瘾"的信号,随着疾病的缓解,疼痛减轻,阿片类药物剂量是可以逐步减少的。长期的临床实践证明,以止痛治疗为目的,阿片类药物在常规剂量规范化使用情况下,疼痛患者出现成瘾的现象极为罕见,长期服用吗啡和其他阿片类药物的患者中,成瘾的患者只占 0.029% 和 0.033%,也就是说成瘾性非常罕见。

8.使用镇痛药物会影响孩子智力发育吗?

很多家长担心镇痛药物会影响孩子智力发育,事实上大可不必有这样的顾虑。有镇痛作用的药物在治疗初期可能会导致患者出现爱睡觉、产生幻觉等情况,但会随着停药或时间的推移而逐渐消失,就像酒后"断片"一样,可能出现短暂的记忆缺失,但不是"变笨"的表现;镇痛药物进入体内后会很快经过肝、肾等器官代谢,只有在药物滥用的情况下才可能会出现记忆力衰退等表现。因此,只要全程规范用药,严格遵医嘱执行是不会影响孩子智力发育的。

相反,如果孩子疼痛程度严重,却并没有应用有效的镇痛药物控制,孩子可能因为精神心理压力、长时间睡眠不足、情绪不稳定等出现不能集中精力、反应慢、记忆力差等表现,久之势必影响孩子的智力发育。

9.在镇痛治疗的过程中,孩子和家长应该注意什么?

镇痛治疗过程中的注意事项有:

(1)不要滥用止痛药:镇痛治疗开始前必须评估疼痛程度,需要家长和孩子向医护人员提供真实、准确的信息,帮助医护人员做出正确判断并开具适宜的镇痛医嘱后进行镇痛治疗。

(2)保证全程规范用药:镇痛治疗过程中一定要按医生的要求按时定量用药,不能随意加量、减量或改变用药间隔时间等,保证镇痛药在体内达到稳定的血药浓度,以有效控制疼痛,减少药物耐药等情况。

(3)随时关注病情变化:在镇痛治疗过程中,家长要注意随时观察孩子的精神状态、饮食、大小便、睡眠情况,大孩子可以自主描述疼痛改善或加重的情况,及时向医护人员说明情况。考虑到镇痛药物不良反应较多,治疗期间需定期检测血常规、脏器功能等实验室指标,以便于医生调整镇痛治疗方案。

(4)随着治疗进行,原发疾病得到控制,疼痛情况改善,需要遵医嘱及时减量或停用止痛药物,切不可因为害怕疼痛而长时间或大剂量应用镇痛药物。

(杨晓梅 姬牧远)

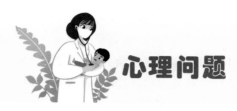

心理问题

1.心理健康是什么？

健康是什么？很多人认为健康就是不生病。其实早在 1948 年，世界卫生组织在《组织法》中就提出了被全球广泛认知的健康定义：健康不仅仅是疾病或羸弱的消除，而是身体、心理和社会的完满状态。我们的诉求不仅仅是生存，而是高质量生存。

那么什么是心理健康呢？首先，心理健康不是追求心理健康，当你去追求某种东西时，恰恰说明你缺乏，所以才费尽心思去追求；其次，心理健康也不是你被动在努力维持的某种状态，当你调动你的社会支持和资源去维系某种状态时，是不是这种状态本身就是一种负累呢？最后，心理健康更不是预防、治疗和消弭心理问题，从而减少主观痛苦，因为这本身就是一种消极对抗的状态。总之，心理健康就是循着当前的社会规律和自然法则，有意识、有计划地控制和驾驭自己，科学客观地全面了解自己，并且了解自己所处的环境并理解和承认，不默守陈规，总是用发展的眼光看待自己的心理状态，树立目标、克服困难并趋向目标，最终达到自我实现的心理最佳状态。

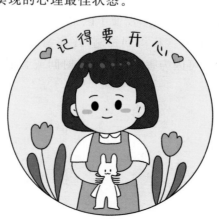

2.医院的心理科可以提供哪些帮助?

(1)为你和你的家人提供心理咨询和心理治疗。

(2)对临床常见的精神疾患如抑郁障碍、焦虑障碍、睡眠障碍、强迫障碍、躯体症状障碍、疑病症、恐怖症等进行诊断和治疗。

(3)很多严重精神障碍如精神分裂症、双相情感障碍等治疗康复期社会功能再恢复的心理协助。

3.什么情况下需要进行心理咨询或心理治疗?

(1)正常人群或亚健康状态人群,他们有时产生了短暂的情绪不良、人际关系紧张和难以应付的生活事件,这影响了他们的身心健康,他们有非常强烈的主观求助愿望。

(2)对临床上常见的如失眠、焦虑、恐惧、抑郁、强迫、疑病等疾病患者的心理治疗。

(3)对有关疾病、家庭所反应出来的困惑和苦恼,急需咨询和答疑。

(4)要求介绍各年龄阶段的心理卫生知识,如婴幼儿期、青春期、更年期和老年期心理卫生;有关睡眠、学习、记忆和脑力劳动的心理卫生知识。

(5)其他需要心理支持和治疗的相关问题。

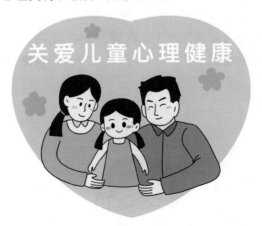

4.缺铁性贫血对婴幼儿心理健康的影响和应对方法是什么?

贫血可影响婴儿的感觉、运动、认知、情绪、语言等发育,对其后期的躯体和心理活动造成不利影响。

针对该疾病,我们如何处理呢? 首先,是从认知上丢掉思想包袱。其次,建立正确的喂养观,科学合理的喂养方式不仅可以使孩子茁壮成长,亦可以让家长释放双手,实现双方共赢,和谐成长。最后,建立合理的行为习惯,每日可根据不同年龄层次进行各种趣味活动,从而协助孩子实现智力、体力和自信心的恢复和建立。

5.贫血对患儿心理发育有什么影响?

铁对大脑的发育至关重要,缺铁会引起中枢神经系统中的神经递质稳态改变,影响突触发生及髓鞘化形成,从而对患儿的认知功能和精神运动发育产生不利影响,同时还会影响患儿的情绪和行为。铁缺乏儿童的中脑边缘区多巴胺代谢异常可导致其行为、社交和情感发生异常改变;脑中铁浓度的变化会影响体内 γ-氨基丁酸和谷氨酸的稳态,导致患儿运动技能、学习、记忆能力不足,而且会造成心理和情绪问题。

6.地中海贫血患儿有哪些心理特点?

重型地中海贫血患儿多从婴幼儿期即开始接受定期输血和祛铁治疗,且部分未能进行规范治疗的,更是长期经受慢性疾病的折磨,从而直接或间接地影响了患儿的神经心理发育。该病患儿更倾向于出现内向、情绪不稳定的人格特质表现,如喜欢独处、对家人漠不关心、社交被动、敏感、易消极、失眠、焦虑、抑郁等。另外,家长可能会对患儿产生内疚和自责心理,更倾向于妥协、过度溺爱和过度保护,也会同时增加患儿心理问题,甚至导致情绪障碍或人格问题。

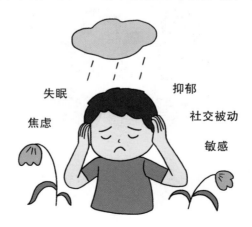

7.重型地中海贫血患儿的家长会有哪些心理变化?

地中海贫血对患儿家长的心理影响:面对一个极有可能罹患残疾的重型地中海贫血患儿,家长需被迫经历情绪和行为的应激反应过程。根据应激理论,家长的心理变化可能会呈现以下几个阶段:

(1)否认期:极力排斥自己孩子的疾病问题,反复求医确认,不认同疾病的诊断。

(2)接受期:慢慢认同该疾病,并由此产生恐慌、悲伤,甚至愤怒、恐惧感、无力感、对未来的不确定感,也可能会出现家庭危机。

(3)适应期:初始的情绪得以平复,慢慢开始适应现状。

(4)认知重建期:开始通过自我调整重新认知现状,期望通过积极治疗实现好转甚至康复。

(5)耗竭期:由于重型地中海贫血治疗过程的漫长性、风险性,家长普遍承受躯体、精神和经济上的巨大压力,甚至远远超过身体和精神的负荷,并由此引起一系列的家庭矛盾和危机。

8.对重型地中海贫血患儿的家属应该做些什么?

(1)知识普及:利用媒体和网络大力宣传地中海贫血基本知识,包括地中海贫血的临床表现、并发症和治疗;优生优育科普教育,宣传婚检和产检的重要性,减少重型地中海贫血患儿的出生;着力推动心理健康基础知识的大众化,使患儿及家属学会合理应对,以及减少病耻感导致的回避就医行为。

(2)认知疗法:"问题不在于发生了什么,而在于我们如何看待它。"针对患儿及家属出现的消极思维,及时采用有效认知干预,被公认是有效的。首先,有同情心和同理心,干预要建立在尊重患儿及家属,与他们形成良好关系的基础上;在被允许的前提下,向患儿和家属提供合理化认知建议和心理支持,引导其合理面对现状,最大化降低负性思维带来的消极情绪;及时与家属沟通,向患儿和家属提供必要的社会支持,尝试减少患儿和家长的负性思维和负性情绪,减少其社会功能受损程度。

(3)心理弹性培养:一般认为,心理弹性为个体的认识过程、情感过程、意志过程不易受外界环境改变的影响,或容易恢复到良好适应状态的个性心理特征。研究表明,心理弹性水平高的个体能有效抵御逆境的不良影响,保护其心理健康水平和社会功能;相反,心理弹性水平低的个体容易受到环境变化的伤害,进而发生异常情绪和行为。针对重型地中海贫血患儿的个性特征进行心理疏导和心理维护,培养心理弹性,是协助患儿减少或消除负面情绪、战胜逆境的一种重要方法。其中,社会支持是心理弹性的一个基本要素,包括家庭支持和外部支持,如伙伴、老师、同学、病友、医护人员的精神与信息支持等。

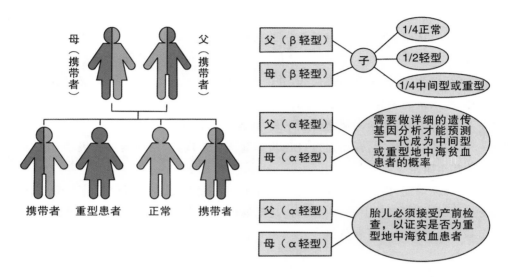

9.免疫性血小板减少症患儿的心理特点是什么?

反复的血常规检查、穿刺检查以及繁多的就诊经历,会让患儿在治疗时产生恐惧、焦虑、抑郁等负面情绪,影响治疗效果,降低患者的生活质量,增加家庭及社会的压力。可能出现的问题有:

(1)恐惧、焦虑、抑郁:对疾病的不理解,对突如其来的疾病无法接受,对治疗过程的未知感和失控感,均会导致患儿出现各种负性情绪。

(2)情绪波动性大,消极认知:患儿年龄小,对疾病感到恐惧和焦虑,否认、抱怨,认为不公平,导致其情绪起伏大,甚至出现攻击自己和他人的过激行为。

(3)悲观、绝望、思维过程异常,对生活失去信心。

(4)继发各种躯体不适表现,如失眠、多梦、食欲下降,对疾病症状的过度敏感。

(5)治疗本身带来的问题:治疗需应用大量激素,激素的不良反应明显,使患者出现激越、焦虑、失眠、抑郁等障碍。

10.免疫性血小板减少症患儿的家长需要注意哪些问题?

(1)及时了解疾病知识:作为患儿家长,一定要及时了解 ITP 的基本知识、注意事项及安全措施,这样可以减少疾病带来的恐惧和无助,并且对疾病的治疗程序有初步的了解,能够更好地与医护人员配合,以便双方在信任和默契中实现有序治疗。

(2)照顾要细致入微:家长须为患儿穿棉质柔软内衣,所有动作尽量轻柔,以减少额外伤害。勤为患儿剪指(趾)甲,防止搔抓造成皮肤受损,尽量避免外伤,嘱患儿多卧床休息。给予高营养、高蛋白、含纤维素、易消化的饮食;消化道出血者按医嘱禁食,对需要禁食的年长患儿,要耐心讲解,告知不能进食的原因,以及进食后可能发生的不良后果,让其自觉坚持禁食。幼儿则应拉好床栏,防止其坠床。配合儿童各阶段语言发展的特征,以患儿能理解的方法进行科普教育。指导患儿平时不要挖鼻孔。

(3)病情稳定后仍要谨慎:部分家长由于对激素治疗产生误区,认为激素治疗会对患儿产生大量的不良反应,从而自行减药或停药。一定谨记坚持服药的时间和剂量,做到规范用药,避免漏服或停药。确保患儿服药期间不去人多的场合,根据天气为患儿及时更换衣物,预防感冒,加强营养,防止感染发生。

(4)对疾病形成合理认知:家属在疾病发生变化时有足够的心理认知,尤其是病情处于平台期,改善不明显时,有合理认知,及时选择适宜的治疗手段,而非"病急乱投医",造成不必要的经济负担和精神压力,同时也避免了不该出现的药物不良反应,从而尽可能提高患儿及家庭的生活质量。

(5)充分调动家庭和社会的支持作用:一个家庭如果有一人患病,特别是长时间患病,均会或多或少地影响到其他家庭成员,反过来,患儿的心情也同样受到家庭成员的影响,特别是夫妻之间的情感支持和沟通。因此,要学会积极沟通和协助,最大限度地利用好家庭和社会的支持资源,平稳度过危险期。

11.血友病患儿具有怎样的心理特点?

(1)抑郁、焦虑状态:长期病痛的折磨和精神上的创伤使得患儿情绪低落,兴趣丧失,自罪自责,焦躁不安,担心害怕,更有甚者对生活缺乏信心,对未来产生绝望感,甚至有自杀倾向。

(2)自卑、懦弱心理:渐渐得知由于所患疾病与他人迥异,在学习、生活等方面接连受到冷遇和挫折,感到无法实现自己的理想,于是产生自我否认,回避社交。

（3）情绪不稳定：情绪随着病情变化而波动起伏，疾病发作时痛苦、恐惧，病情好转后情绪稍稍稳定，造成情绪不稳定，患儿无法自控。

（4）不合理认知：由于药物缺乏、经济负担较大等因素，出血后常有侥幸心理，低估了出血的危害性，延误了治疗时机，导致严重的后果。

12.心理咨询对血友病患儿有何帮助？

一方面，心理咨询中没有病耻感的顾忌，心理咨询师与患儿没有利害关系和利益冲突，能够无条件地倾听他们的所有心理诉求；另一方面，心理咨询师可以在此基础上利用专业知识来帮其分析问题和解决问题，即使短时间没法解决抑或根本就不能解决，也能帮助其建立合理的情绪管理，从而促进成长。

根据不同的情况采用不同的方式，如书法、声乐、音乐、朗诵、太极拳等都能获得不同程度的疗效。同时，心理工作者可以组织对家长的座谈和团体心理辅导。家长是患儿最主要的照顾者和社会支持来源，在患儿的治疗过程中起着极其重要的作用。通过心理干预的介入，可直接改善患者焦虑、抑郁状态等负性情绪，也可以通过影响患者周围的环境而间接提高患儿的生活质量。

因此，对血友病患者进行心理干预能更有效地激发患者治疗和生存的内驱力，通过协助医务人员的原发病救治，对其进行认知重建和良好行为习惯的建立，可以更为有效地帮助患者树立战胜疾病的信心和自尊，进而提高其生存与生活质量。

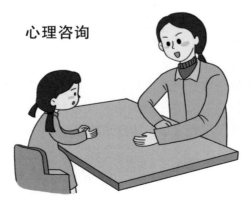

心理咨询

13.急性白血病患儿的心理发展阶段是怎样的？

（1）第一阶段为否认、焦躁。患儿一旦确诊，患儿和家庭成员均会面临巨大的心理压力，常常会于多家医院反复检查、寻医，对诊断结果持否认态度，不愿接受被确诊的事实。

（2）第二阶段为消极接受。患儿从开始否认、怀疑自己的诊断，到慢慢被动地接受，随着治疗周期的拉长，从最初的自信满满、积极治疗，有可能发展到不愿过问病情，得过且过。尤其在接受化疗期间，部分患儿病情恶化，加上巨大经济压力和疾患带来的躯体痛苦，患儿可能会自我封闭、消极应对。

第一阶段　否认、焦躁

（3）第三阶段为耗竭或执拗。躯体的病痛，化疗期间感染、出血、发热、脏器功能受损等并发症，病情的反复波动，慢慢会耗竭患儿的治疗信心，产生大量负性思维和情绪。由于患者住院时间普遍偏长，有可能反复入院，心理压力陡增。部分患儿和家属可能会对医护人员的言语和行为产生投射，执拗地对抗医务人员的治疗和保护行为，拒绝接受治疗或习得性无助麻木。

第二阶段　消极接受

第三阶段　耗竭或执拗

（4）第四阶段为重新振作。有一部分患儿经过悉心的心理干预，且由于自身挫折应对能力强大，病情也随着治疗逐渐稳定，其会有重新振作的思维和行为表现，进而能积极配合治疗。

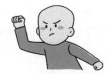

第四阶段　重新振作

14.急性白血病化疗期间的心理干预有什么意义？

心理健康不仅可以提升患者的生活和生存质量，且与免疫系统、内分泌系统的交互作用可直接影响疾病病程。目前，心理干预已成为临床医疗体系中的重要组成部分，将化疗与心理治疗有机结合在一起，对延长患者寿命、改善生活质量、改善疾病预后有积极作用。

15.白血病患儿的父母应该如何进行心理调适？

（1）合理认知疾病：长久以来，白血病通常被污名化，污名是造成儿童白血病治疗困难的重点障碍之一，妖魔化的白血病只会加重患儿家属的绝望感和无助感，有可能做出消极的应对选择。积极去了解相关的疾病知识，科学合理地看待白血病和治疗方案，这种家庭共同且合理的认知信念会强烈影响家庭合理看待和处理危机。

（2）学会合理宣泄：在家庭认识到孩子确诊白血病这一应激时，患儿家属多会根据现实状况和自身对疾病的认知对疾病抱有一种复杂的思维,带来大量消极情绪。因此,当面对这一危机时,迫切需要的是如何及时合理地宣泄掉危机带来的大量负性情绪,让其情绪相对稳定地面对当前的应激事件。

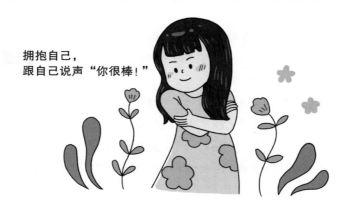

拥抱自己,
跟自己说声"你很棒!"

(3)家庭抗逆力的提升:孩子罹患白血病,作为突发事件,其冲击力不言而喻。这意味着家庭需要更加努力以适应变化,在逆境中恢复家庭功能。在家庭抗逆力的培养中,正面展望尤为重要。植入希望、积极乐观、认可优势、发挥潜能,积极主动、坚持不懈以及学会掌控、坦然接受是正面展望的核心要素。

(4)整合现有资源,逐渐拓展社会支持:整合家庭自身的现有可用资源。进一步通过媒体、网络等媒介搜索和利用一切可以整合利用的社会支持资源,从而实现治疗的最大化。同时也可以利用多渠道的社会支持,改善患儿的回避行为和自我封闭,提高治疗依从性。

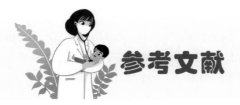

参考文献

1.江载芳,申昆玲,沈颖.诸福棠实用儿科学[M].8版.北京:人民卫生出版社,2015.

2.张之南,郝玉书,赵永强,等.血液病学[M].2版.北京:人民卫生出版社,2011.

3.秦玉明.儿科症状鉴别诊断学[M].北京:科学技术文献出版社,2009.

4.顾龙君.儿童白血病[M].北京:人民卫生出版社,2017.

5.中国临床肿瘤学会.2023版CSCO儿童及青少年淋巴瘤诊疗指南[M].北京:人民卫生出版社,2023.

6.黄晓军.实用造血干细胞移植[M].北京:人民卫生出版社,2014.

7.中国营养学会.中国居民膳食指南(2022)[M].北京:人民卫生出版社,2022.

8.袁晴,高怡瑾.儿童血液肿瘤康复者预防接种计划及实施[J].中华实用儿科临床杂志,2021,36(3):236-240.

9.中华医学会血液学分会红细胞疾病(贫血)学组.再生障碍性贫血诊断与治疗中国专家共识[J].中华血液学杂志,2017,38(1):1-5.

10.中华医学会血液学分会红细胞疾病(贫血)学组.铁缺乏症和缺铁性贫血诊治和预防多学科专家共识[J].中华医学杂志,2018,98(28):2233-2237.

11.中华儿科杂志编辑委员会.中国儿童原发性免疫性血小板减少症诊断与治疗改编指南(2021版)[J].中华儿科杂志,2021,59(10):810-819.

12.国家卫生健康委.儿童原发性免疫性血小板减少症诊疗规范(2019年版)[J].全科医学临床与教育,2019,17(12):1059-1062.

13.王毓,张乐萍,左英熹.儿童恶性淋巴瘤60例临床分析[J].临床儿科杂志,2018,36(5):326-330.

14.王乔乔,李建萍,韩婷婷,等.白血病患者的心理分析及个性化护理对策分析[J].心理月刊,2021(20):183-185.

15.张嘉玉.白血病患儿家庭抗逆力提升的个案研究[D].南昌:江西财经大学,2020.

16.FORMAN S J,NEGRIN R S,BLUME K G. Thomas' hematopoietic cell transplantation[M].5th ed. 吴德沛,黄晓军,主译.北京:中国科学技术出版社,2020.

17.CAIRO M S,BEISHUIZEN A. Childhood,adolescent and young adult non-Hodgkin lymphoma:Current perspectives[J]. Br J Haematol,2019,185(6):1021-1042.

18.KLUIN P,SCHUURING E. Molecular cytogenetics of lymphoma:Where do we stand in 2010? [J]. Histopathology,2011,58(1):128-144.

19.BARR R D,GOMEZ-ALMA GUER D,JAIME-PEREZ J C,et al. Importance of nutrition in the treatment of leukemia in children and adolescents[J]. Arch Med Res,2016,47(8):585-592.

20.PIVINA L,SEMENOVA Y,DOSA M D,et al. Iron Deficiency,cognitive functions,and neurobehavioral disorders in children[J]. J Mol Neurosci,2019,68(1):1-10.

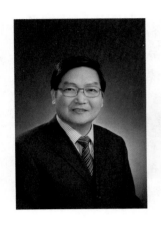

跋 健康科普——开启百姓健康之门的"金钥匙"

从医三十多年,每天面对那么多患者,我在工作之余常常思考,如何让人不生病、少生病,生病后早诊断、早治疗、早康复。这样既能使人少受病痛折磨,又能减少医疗费用,还能节约有限的医疗卫生资源。对广大医者而言,如此重任,责无旁贷。

《黄帝内经》说,上医治未病、中医治欲病、下医治已病。老子曾说:"为之于未有,治之于未乱。"这些都说明了疾病预防的重要性。

做医学科普有重要意义,是一件利国利民、惠及百姓的大事。在大健康时代,医者不仅要掌握精湛的医术,为患者治病,助患者康复,还应该积极投身健康科普事业,宣传和普及医学知识,引导大众重视疾病的预防,及早诊断和规范治疗。因此,近年来我逐步重视科普工作。

记得小时候,每每遇到科学上的困惑,我就去翻"十万个为什么"这套书,从中寻找答案。那么,百姓对身体健康产生疑问,有无探寻答案的去处?在多年的临床工作中,我常常碰到患者对疾病一知半解或存在误解的情况。我心里很清楚,患者就医之前往往会先上网搜索,可是网上的信息鱼龙混杂,不少内容缺乏科学性、权威性,患者被误导的情况时有发生。当患者遇到困惑时,能否从权威的医学科普书籍中找到答案?我曾广泛查阅,了解到有关医学科普方面的书籍虽然种类繁多,但良莠不齐,尤其成规模、成系统的丛书更是鲜见,于是,我萌发了编写本丛书的想法,并为这套书取名"医万个为什么——全民大健康医学科普丛书"，"医"与"一"同音，一语双关，"全民大健康"是我们共同的心愿和目标。

朝斯夕斯，念兹在兹。我多方征求相关专家意见，反复酝酿，最终达成一致意见，大家都认为很有必要编写一套权威的健康科普丛书，为百姓答疑解惑。一个时代，有一个时代的使命；一代医者，有一代医者的担当。历经一整年的精心策划和编写，"医万个为什么——全民大健康医学科普丛书"终于付梓了。大专家写小科普，这套书是齐鲁名医多年从医经历中答患者之问的精华集锦，是对百姓健康的守护，也是对开启百姓健康之门的无限敬意。

物有甘苦，尝之者识；道有夷险，履之者知。再伟大的科学家也有进行科普宣传的责任。"医万个为什么——全民大健康医学科普丛书"要做的就是为百姓答疑解惑、防病治病，让医学科普流行起来。

丛书编纂毫无疑问是个复杂的系统工程，自 2021 年提出构想后，可谓一呼百应，医学专家应者云集。仅仅不到一年的时间，我们集齐了近千名作者，不舍昼夜努力，撰写完成卷帙浩繁、数百万字的书稿，体现了齐鲁医者的大使命、大担当、大情怀。图书是集权威性、科普性、实用性以及趣味性为一体的医学科普精粹，对百姓健康来说极具实用价值，也是落实党的二十大报告"把保障人民健康放在优先发展的战略位置，完善人民健康促进政策"的医学创举。

在图书编写过程中，我们着力做到了以下两点：

一是邀请名医大家执笔。山东省研究型医院协会自成立起，就在学术交流、人才培养、科技创新、成果转化、服务政府和健康科普教育等方面做出了一定的成绩，尤其在健康科普方面积累了丰富经验，并打造了一支高水平的科普专家团队。本套丛书邀请的都是相关专业的名医作分册主编，高标准把关。由于医学专业术语晦涩难懂，如何做到深入浅出、通俗易懂，既能讲明医学知识又符合传播规律是摆在我们面前的难题。有些大专家学识渊博且有科普热情，不过用语太过专业；年轻医生熟悉互联网传播特点，但专业的深度有时候略显不足。所以我们采用"新老搭配"的方法，在内容和语言风格上下功夫，力求呈现在读者面前的内容"一看就懂，一学就会"。

二是创新传播形式。我们邀请专业人士高标准录制音频，把全书内容分章节以二维码的形式附在纸质图书上，以视听结合的方式呈现，为传统科普注入新鲜活力。二维码与纸质科普图书结合，让读者随时扫码即可聆听，又能最大限度拓展纸质科普书的内容维度，实现更广泛的科普，让"每个人是自己健康第一责任人"的宗旨践行得更实、更深入人心，无远弗届！

有鉴于此，我要以一位老医学工作者、医学科普拥趸者的身份衷心感谢和赞佩以专家学者为首的作者队伍的倾情付出。

还要特别感谢张运院士、宁光院士为本丛书撰文作序，并向为图书出版付出心力的编辑以及无数幕后人的耕耘和努力表示衷心感谢，向你们每一个人致敬！

念念不忘，必有回响。衷心希望"医万个为什么——全民大健康医学科普丛书"能为千家万户送去健康，惠及你我他，为健康中国建设助力。

山东省研究型医院协会会长　胡三元

2023 年 5 月

胡三元，医学博士，二级教授，主任医师。原山东大学齐鲁医院副院长、山东第一医科大学第一附属医院院长。现任山东大学齐鲁医院、山东第一医科大学第一附属医院普通外科学学术带头人，山东大学特聘教授、山东大学和山东第一医科大学博士研究生导师；山东省"泰山学者"特聘教授、卫生部和山东省有突出贡献中青年专家、山东省医学领军人才，享受国务院政府特殊津贴。

对中国腔镜技术在外科领域特别是肝胆胰脾外科中的创新应用与规范推广、"腹腔镜袖状胃切除术＋全程化管理"治疗肥胖症与 2 型糖尿病体系的建立和国产腔镜手术机器人的研发做出了突出贡献。荣获国家科技进步二等奖、中华医学科技奖一等奖、山东省科技进步一等奖等 10 余项科技奖励。

主要社会兼职：中国医师协会外科医师分会副会长；中华医学会外科学分会委员、腹腔镜内镜外科学组副组长；中华医学会肿瘤学分会委员；中国研究型医院学会微创外科学专业委员会主任委员；中国医药教育协会代谢病学专业委员会主任委员；中国医学装备协会智能装备技术分会会长；山东省医学会副会长、外科学分会主任委员；山东省医师协会腔镜外科医师分会主任委员；山东省研究型医院协会会长。